知的生きかた文庫

# 「全身の疲れ」がスッキリ取れる本

志賀一雅



三笠書房

はじめに

# 朝から晩まで「気持ちのいい」生活習慣

朝までグッスリ寝たはずなのに、なぜか体がダルい。

午前中は頭がボーっとして、なかなかエンジンがかからない。

階段をちょっとのぼっただけで、すぐに息が上がってしまう――。

あなたにも、身に覚えがあるのではないでしょうか。

歳をとったから？　たしかに、歳をとると体力が落ちますから、若いころに比べると、疲れを感じやすくなることはあるかもしれません。

しかし、脳の機能から言うと、じつは疲れと年齢はあまり関係がありません。事実、最近は、10代20代の若者の中にも、すぐに疲れてしまう人が増えています。

では、疲れが残る原因は何なのでしょうか？

それは、「脳が不満・ストレスを感じること」にあります。

こんなことを言うと意外に思う人もいるかもしれませんが、本当です。

それが長年、脳、とりわけ「リラックス」と「集中」の脳波と言われる「アルファ波」研究をしてきた私の結論です。多くのサラリーマンや学生、スポーツ選手のメンタルサポートをしてきた経験からも、そう言えます。「疲れ」とは、すべて人の主観、つまり「脳の感じ方」が引き起こした現象にすぎないのです。

詳しくは本文に譲りますが、疲れとは、簡単に言えば「細胞がガソリン切れ」の状態のこと。脳が不満を感じたり、ストレスを感じたりすると、疲労物資がうまく排出されず、細胞内にたまっていきます。すると、新しいエネルギーが生み出されないため、「ガソリン切れ」となるわけです。これが「疲れ」の正体です。

このとき、重要な役目を果たすのが、「快感のホルモン」ドーパミンです。ドーパミンは、人が喜びを感じたり、満足感を抱いたりしたとき、活発に分泌されます。ドーパミンが分泌されると、「疲労物質」が排出され、新しいエネルギーがどんどん生み出されるため、疲れを感じることはありません。

つまり、脳を刺激して、「快感ホルモン」ドーパミンを活発に出すことができれば、体にたまった疲れをサッと取り除くことも、心のモヤモヤをきれいさっぱり晴らすことも簡単にできるということです。本書では、そのためのちょっとした秘訣をご紹介します。

どれも簡単なことばかりですから、ご安心ください。

たとえば、朝目覚めたら、「よく寝た」と言いながら、「二回伸び」をする。鏡を見たら、「自分に向かって微笑む」。夜、「その日一日に感謝をして眠りにつく」。

この三つを毎日行なうだけでも、あなたの脳は満足感で満たされます。気がついたら、心と体が見違えるようにラクになっているでしょう。「グッスリ眠り、スッキリ目覚める」気持ちよさもすぐに味わえるに違いありません。

さあ、いますぐ「全身の疲れ」を脱ぎ捨て、「新しい体」「新しい心」を手に入れましょう。そして、爽快な気分で「新しい一日」をスタートしてみてください。

志賀一雅

目次



## 序章　今日からできる！　頭・心・体の「簡単リフレッシュ」法

1章

# グッスリ眠り、スッキリ目覚める——疲れを取る「最高の眠り方」

## 2章　意外に簡単な「疲れをためない」生き方

# 3章 「絶好調の自分」をつくり出す秘訣

4章

# この習慣で、毎日「気持ち」がどんどんラクになる!

5章

# 週末で簡単にできる「心のリセット法」

本文イラスト　大高郁子

序章

# 今日からできる！
# 頭・心・体の「簡単リフレッシュ」法

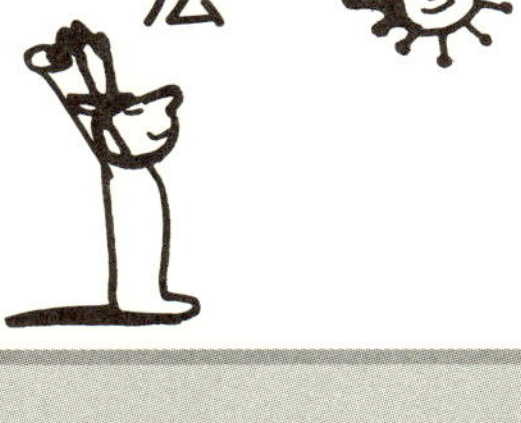

# 働いても働いても「疲れを感じない人」の秘訣

「最近、どうも疲れやすくて……」

「歳のせいか、疲れがなかなか取れない」

「体がだるくて、仕事の能率が上がらない」

こんな悩みを抱えている人が多いのではないでしょうか。

年齢から来る疲労感？

もちろん、それもあるでしょうが、必ずしも歳をとると疲れやすくなるというものでもありません。近頃は、二〇代、三〇代の若い人でも疲労感が取れず、働く意欲が高まらないという悩みを抱えている人が少なくないようです。

朝の通勤電車に乗りますと、乗り合わせたサラリーマンの多くが疲れているように見えて驚くことがあります。ぎゅうぎゅう詰めの満員電車ということを差し引いても、朝からげっそりとした顔をしている人が多いのは異様な光景です。

どうして、みんなこうも疲れているのでしょうか。

コンピュータや技術の進歩によって仕事は効率化されていると言われていますが、二〇年前と比べてラクになったかというと決してそんなことはありません。

覚えなければならないことが増えると同時に、さらなる効率化を求められ、むしろ以前より忙しく、またゆとりもなくなっているのが実情です。仕事の負担を軽減するための効率化によって、ますますゆとりがなくなっていくというのは、なんとも皮肉なことです。

このように、複雑化する現代社会、そしてそれが生み出すストレスが肉体的・精神的な疲れを増幅させています。

しかし、同じように忙しく仕事をこなしていながら、あまり疲れを感じないときもあれば、クタクタになってしまうときもあります。

なぜ、同じ作業を行なっているのに、強い疲労を感じるときと感じないときがあるのでしょうか？

勘のいい読者の方は、もう察しがついていることでしょう。

人が疲労を感じるのはどこか。言うまでもなく、「脳」です。脳の働きによって、私たちは「ひどく疲れた」と感じることもあれば、「疲れていない。爽快だ」と感じることもあります。

つまり、同じ仕事をしていても、**脳の感じ方によって「疲れた」とヘトヘトになるときもあれば、元気いっぱいで疲労などまったく感じないときもある**のです。動き回っても疲れを感じないこともあれば、ほとんど何もしていないのに疲れることもあります。

考えてみれば不思議なことですが、それが実際のところなのです。

どんどん効率化していくにしたがって仕事が複雑になり、より厳しい成果を求められるようになってきたために、かえって昔より脳が疲労を感じやすくなっている。

最近、疲れた顔をしている人が増えているのは、こんな要因があるのではないでしょうか。

## 脳にいい「小さなことに満足する」生き方

なぜ、これほどまでに疲れた人が多いのでしょうか？

その理由を一言で説明すると、満足感に浸る状況が極端に少なくなっているからです。満足感に浸る機会がたくさんあるなら、人は疲れを感じることはそれほどありません。

しかし、つねに不満を抱えながら生活をしていると、すぐに疲れがたまってしまいます。その疲れは解消されることなく、体にどんどん蓄積されていくのです。

じつのところ、「満足」「不満足」と「疲れ」とは深い関わりがあります。日本に疲労感が蔓延しているのは、ちょっとしたことですぐに不満を感じやすくなっている人が多くなっていることと無関係ではありません。

「なぜこんな仕事をしなければならないのか？」「会社の人間関係に耐えられな

い」といった仕事の不満にはじまり、「店員の態度が悪い」「電車で隣に座っている人が不快だ」など、不満を挙げていけばキリがありません。

このように、**不満を抱えれば抱えるほど、人の体は疲れをどんどんため込むように**できているのです。

不満を感じることが疲れを蓄積し、満足に浸ることが疲れを解消するのは、じつは脳の働きと深い関係があります。

なぜ、不満を感じることが多いと、疲労がたまっていくのでしょうか？　脳と体の仕組みを簡単に見ていきましょう。

私たちの体は約六〇兆もの膨大な数の細胞からできているそうです。そのコントロールタワーの役目をしているのが脳です。

では、疲れはどのように発生するのでしょうか？

「疲れとは、体の基本単位である細胞が、エネルギーを失って、活動することができなくなった状態」のことです。

どういうことかと言いますと、細胞が活動をするにあたり、当然、汚れやカスが出ます。そのカスが細胞の外に排出されずにたまっていくと、うまく代謝をすることができません。

「人が活動する＝細胞が活発に動く」ためには、ＡＴＰ（アデノシン３リン酸）と呼ばれる物質をつくり出すための代謝がうまく機能する必要があります。

しかし、それができなくなってしまうわけですから、当然、新しいエネルギーが生み出されません。つまり、**細胞が「ガソリン切れの状態」**ということです。こうなると、体が動かなくなり、私たちの脳は、「疲れ」を感じるようになるのです。

ちなみに、細胞内のカスを排出するときに、脳から分泌される代謝促進のホルモンがメッセンジャー（指令伝達）の役目をします。代謝促進ホルモンの中でも特に重要なのが、「快感のホルモン」と呼ばれる「ドーパミン」です。

たとえ長時間働いたとしても、ドーパミンが分泌されると、細胞内からカスがうまく排出されます。すると、新しいエネルギーが次々と生み出され、細胞内のエネルギー循環がスムーズにいくようになります。だから、脳が疲れを感じにくくなるのです。

## 「疲れ」をためる人、ためない人——ちょっとの差

ドーパミンは、脳の中にある満足中枢（A10神経核）から分泌されます。そして、ドーパミンの分泌を左右するのは、「人間の感情」なのです。

どういうことかと言いますと、人が満足感に浸っているとき、脳の満足中枢が刺激され、はじめて脳内からドーパミンが分泌されるということです。つまり、**満足感に浸る機会が多ければ多いほど、疲労を感じにくくなる**のです。

その一方で、不満に強く支配され、満足感をあまり抱くことがないと、満足中枢が刺激されることはありませんから、ドーパミンは分泌されません。ですから、細胞から出たカスが排出されにくくなり、カスがどんどんたまっていきます。これでは、新しいエネルギーが生み出されませんから、「疲労」を感じやすくなるのです。

「さして動いたつもりがなくても、疲れを感じやすい」「ちょっと仕事をしようも

のなら、すぐに疲労困憊してしまう」という人は、疲れのメカニズムから見ると、満足感に浸る機会が少ないことが原因と考えられます。

満足感や不満の感情が、心と体の疲労に大きな影響を与えていることがおわかりいただけたでしょうか。

ドーパミンと疲労の関係から言えることは、できるだけ不満を抱かず、「よかった」「楽しかった」といった満足体験を増やすことです。

本書では、そうした視点から、脳の満足中枢を刺激し、ドーパミンが出やすくする方法、つまり、**あなたの心と体に「疲れをためない習慣」**をご紹介します。

## 「仕事は疲れる。でも、ゴルフは疲れない」のは、なぜ？

満足感に浸ることが「疲れ」をいかに軽減するかは、自分の暮らしを振り返ってみればよくわかると思います。

好きなことをしているときのことを考えてみてください。好きなことをしているときは、当然のことながら満足感に満たされた状態だと言えます。そのため、「時間がたつのも忘れて、何時間も飽きずに没頭する」ということが起こるのです。「ちょっと休憩しようか」と思うことがあったとしても、「疲れた、もうやめよう」とはなりにくいのです。

以前、私が知人から聞いた興味深い話があります。

同僚にゴルフ好きの人がいたそうなのですが、彼はふだんの仕事では、覇気がなく、何かをするたびに「疲れた」というのが口癖になっていました。

ところが、その彼が、ゴルフをしに出掛けるときは、まるで別人のように生き生きとし、元気にプレイをするというのです。

ゴルフに行かない休日は遅くまでベッドから抜け出せないのに、ゴルフに出掛ける当日は、たとえ、前日に深夜まで忙しく働いていたとしても、早朝にスパッと目覚めます。そして、睡眠不足だというのに、文句ひとつ言わずに、ゴルフに汗を流すそうです。

雨が降ろうが、雪が降ろうが、彼にとっては、ゴルフができるならそれで満足。スコアがよくなくても、ゴルフをすることができた喜びに満たされるようなのです。

ふだん、あれほど「疲れた」を連発する彼からは想像もつかないと、笑いながら話す知人の言葉に、私は「なるほど」とひとり納得した覚えがあります。

一日ゴルフを楽しむということは、仕事に全精力を注ぐと同じくらいにエネルギーも神経も遣っているはずです。それなのに、仕事では「疲れた」を連発し、ゴルフではまったく疲れを感じない。

両者の何が違うかといえば、ひとえに満足感に満たされているかどうかということです。

仕事でもゴルフでも、細胞内に疲労物質が発生しているところまでは同じです。細胞が活動すれば、当然そこにカスがたまります。

違いは、そこから先、満足中枢が刺激されることによって、ドーパミンが活発に分泌され、細胞のカスを排出できるかどうかにあるのです。

先ほどの彼が、ゴルフではちょっとくらい無理をしても疲労を感じることなく、むしろ爽快感を覚えるのには、そこら辺に秘密があったわけです。

もちろん、これはゴルフ好きだからこその話で、接待ゴルフに嫌々出かけていくような状況では、ますます疲労が蓄積されていくことになります。

ゴルフにかぎらず、テニスやスキー、釣りや囲碁など、みなさんも好きなことに没頭して体を動かしても、疲れをまったく感じなかった経験をお持ちでしょう。

そうした経験は、重要なことを私たちに教えてくれます。つまり、疲労をため込まないためにどうすればいいか、ということです。

不満タラタラで仕事に向かっているかぎり、満足中枢が刺激されることはありません。脳からドーパミンが分泌されず、細胞内には汚れやカスが蓄積していく一方です。

そして、カスが蓄積することによって細胞の活動が鈍り、疲労がたまり、その状態から抜け出せなくなってしまうのです。

満足感の有無は、それくらい疲れと密接に関わっているということです。ということは、日々、**満足感に浸って生きていれば疲れを感じない**と言うこともできます。

もちろん、疲労をゼロにすることは難しいかもしれません。しかし、少なくとも精神的・肉体的疲労に追い込まれ、気持ちまで落ち込んでしまう事態は避けることができます。

不満を抱え込んでしまうから、疲れを解消できず、疲れに苦しむことになるのです。たまった疲れからスッキリ解放されるためにも、いますぐ、不満をため込む習慣をやめることです。

## この満足感は、すべての疲れを取り除いてくれる！

現代社会は、不満やストレスを感じやすい社会です。

しかし、その流れに身を任せていたら、それこそ疲れはたまる一方です。だから、考え方や日々の習慣をほんのちょっと工夫する。それだけで、ずいぶん体も心も軽くなっていくのです。

決して、難しいことではありません。日常、なにげなく過ごしているところを、少し見直してみればいいのです。

手っとり早く満足感を得るためには、自分の好きなことをすればいいのですが、残念ながらそういうわけにもいきません。私たちには、仕事や家事、勉強など、やらなければならないことが山ほどあるからです。

そう考えると、「自分の仕事」を好きになることができれば一番です。

人生の中で仕事の占める割合はじつに大きいです。自分の仕事に面白さ、楽しさを見つけることができたとしたら、それだけで幸せな人生をおくることができると言っても過言ではないでしょう。

とは言え、「仕事を好きになる」ということは、口で言うほど易しいものではないかもしれません。

毎日、会社で辛い思いをしたり、失敗ばかりしている人にとっては、どうしても仕事に対してネガティブなイメージが定着してしまうからです。

そういう人も、ここで、仕事に抱いているイメージをいったんリセットし、**仕事**

**に対するプラスの側面だけを考えてみる**ことをおすすめします。

「自社の商品によって、お客さんに喜んでもらえる」「頑張れば頑張った分だけ、評価される」など、どんなことでも構いません。

マイナス面ではなく、プラス面だけに注目することによって、仕事に対して、それまでとはまったく違った見方や考え方ができるようになるかもしれないのです。

よく、同じ仕事をしても、グチばかり言って、疲れてしまう人もいれば、飽きることなく楽しげにこなす人もいます。その違いは、その仕事をどうとらえるかという、ほんのわずかな差なのです。

「ここを工夫すると、効率がよくなる」「成果が目に見えるから、頑張れる」と考えられる人ならば、疲れをため込むこともありません。それどころか、積極的にチャレンジをするため、どんどん評価をされますし、それに比例して結果も出せるはずです。

一方、「やらされている」「こんな仕事に意味がない」などと、物事を否定的に考えがちな人ほど、疲れをどんどんため込んでしまうのです。だから当然、成果もあがりません。

要は、物事をどう見るか、その一点で、人の疲労度・活力は変わってくるということです。どんな物事にでも、表と裏があるように、一つの事柄でも、見る方向が違うと、印象はまったく異なります。

「満足感」というものは、じつに主観的なものです。他人から見て、とても満足とは思えないことであっても、**あなた自身が満足と思えればそれでいい**わけです。

結局のところ、疲れる・疲れないは、自分の主観で決まるということ。上手なモノの見方ができるなら、どんな環境にいようと、楽しく元気に仕事をすることができるということです。

それは、疲れをためないだけでなく、あなたの評価、仕事、そして人間関係や人生までを大きく変える原動力にもなるということを覚えておいてください。

1章

# グッスリ眠り、スッキリ目覚める——疲れを取る「最高の眠り方」

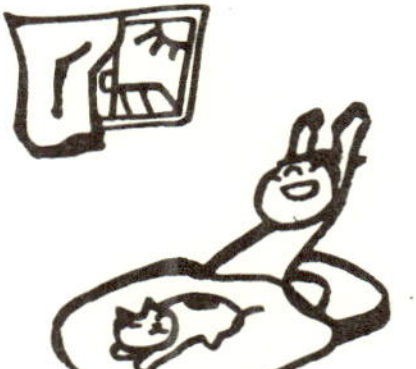

# 「深く短く熟睡する」コツ

いい睡眠をとる――。

それは私たちの生活で、もっとも重要なことだと言っても過言ではありません。

みなさん御存じのとおり、睡眠は疲れた体と心をリフレッシュするために必要不可欠な休養だからです。

「いい睡眠をとる」と言葉で言うのは簡単なのですが、実際には、それほど簡単なことではありません。

そもそも、睡眠に関して、多くの人が誤解をしています。眠りさえすれば、疲れが取れると思ったら、大間違いです。長く眠ったら、それに比例して疲れが取れるのかというと、そんな単純なものではないのです。

八時間グッスリ眠ったはずなのに、なぜか体にたまった疲れが取れない。

そのような経験をした人は多いはずです。

逆に、序章でも述べたように、好きなゴルフに行くときは、ほんの二、三時間しか寝なくても出発時間にはパッチリと目が覚め、眠気も疲れも感じないという経験をした人もいるでしょう。

なぜ、たくさん寝たはずなのに疲れが取れないのでしょうか？

なぜ、ほんの少ししか寝ていないのに、まったく疲れを感じないのでしょうか？

賢明な読者の方なら、もうおわかりでしょう。

**重要なのは睡眠の長さではなく、睡眠の質なのです。**わかりやすく言えば、満足感に満たされた睡眠だったかどうか、つまり、脳からドーパミンが分泌され、疲労物質が体の外に排出されたかどうかなのです。

長時間の睡眠をとったとしても、目覚めたときに、「まだ寝たりない」「もっと寝ていたい」という思いがあると、脳の満足中枢は刺激されません。

満足感がたりないということですから、脳からドーパミンが分泌されず、睡眠をとったとしても、疲れが取れないのです。

どんなに寝だめをしてみても、なぜか気分爽快、元気溌剌という気分にならないのは、満足感のある睡眠、つまり「いい睡眠」をとっていないからなのです。

満足のともなう睡眠――「いい睡眠」をとるのはそれほど難しいことではありません。ちょっとしたコツさえつかめば、たとえ短い睡眠時間でもスッキリと目覚めることができ、疲労感も残りません。

爽やかな気分で朝を迎えることができれば、気力が充実して、意欲を持って物事に取り組むことができます。

みなさんの周りの人を思い浮かべてみてください。あの人は仕事ができる、とても優秀だと周囲に一目置かれている人は、たいていいつも元気で、疲れとは無縁のように見えるのではないでしょうか。

バリバリ仕事をこなしているような人にかぎって、睡眠時間を多くとっていないものです。それにもかかわらず、どうしていつも元気でパワフルなのでしょうか。

それは意識しているかどうかにかかわらず、「いい睡眠」をとるコツを実践しているからに違いありません。

短時間の睡眠でも疲労を残さず、元気を養う方法を知っているのです。だからこそ、つねにパワーをみなぎらせ、疲れ知らずでいられるのです。

この章では、前日の疲れを解消し、快適な目覚めを迎えるためのちょっとしたコツをお話ししていくことにします。誰でもできる簡単な方法ですが、それを知っているだけで、けだるい疲労とサヨナラすることができ、毎日をイキイキと過ごすことができるはずです。

## 「寝起きの二回伸び」で疲れが取れる！

一日のうち、一番大事なのは何と言っても「朝の目覚め」です。

溌剌として活力に満ちた一日を過ごすのか、それとも、重い体を引きずりながら、憂鬱な気分で過ごすのか――。

**その日一日の過ごし方は、朝、どんな目覚め方をするかで決まる。**それくらい、重要なポイントと言っていいでしょう。

気持ちよく目覚めることができれば、満足中枢はたちまち刺激されます。すると、脳からドーパミンが分泌されますから、元気がどんどんみなぎっていくのです。

逆に、朝の目覚めが悪いと、その日一日中、スッキリしない気分を引きずることになります。よほどうまく気持ちの切り替えをしないかぎり、疲れに支配された一日になってしまいます。

では、気持ちよく目覚めるためにはどうすればいいのでしょうか？

まず、目を覚ましたら、何も考えずに床の中で大きく伸びをしてみることです。手を強く握り締め、歯を食いしばり、目をつぶって、全身に思いきり力を入れながら伸びをするのです。

このとき、息を大きく吸って、伸びを解くときに息を吐き出します。カーッと全身に震えがくるくらい伸びをすれば、それだけで全身の血の巡りがよくなり、眠気も一気に吹き飛ぶはずです。

それでも眠気が残っていたなら、もう一、二度大きく伸びをします。眠気が残ってしまうのは、これまでの睡眠の惰性からです。ですから、何度か伸びをすることによって、睡眠の惰性を断ち切るのです。

伸びを毎朝の習慣にしてしまえば、一度大きく伸びをするだけで簡単に眠気をとることができるようになるでしょう。

朝、起きたら、伸びをする――たったこれだけのことで、その日一日が大きく違ったものになるのです。

## 「よく寝たなー」が習慣になる法

気持ちのよい目覚めを迎えるために、もう一つ大切なことがあります。

それは、伸びをした後に「よく寝た」と思うことです。たったこれだけのことですが、頭が驚くほどスッキリします。

なぜ、「よく寝た」と思うことが重要なのでしょうか？　それは、**「よく寝た」**と思うことで、**「満足感を強化する」**ことにつながるからです。

伸びをすることによって、体に刺激を与えることができます。それに加え、「よく寝た」と言うことによって、精神的にプラスの評価を与えてやるのです。

そうすれば、脳は「いい睡眠をとった」と認識するため、満足感に満たされます。その結果、疲労感のない爽快な目覚めを迎えることができ、朝から活力が湧き上がってくるというわけです。

目覚めにかぎらず、物事に対して「プラスの評価」をするのは大事なことです。仕事で頑張った人に対しては「よく頑張ったな」とプラスの評価をする。食事をしてお腹が一杯になったときは「おいしかった」とその事実にプラスの評価をする。そうすることで、簡単に満足感が得られるのです。

ここ最近、プラス思考をすることの重要性がさかんに述べられていますが、それは精神的な作用ばかりではなく、身体的な疲れの軽減にもつながることです。

言うまでもないことですが、疲れを感じている人より、疲れを感じていない人のほうが気力・体力ともに充実していますし、行動的です。それがさまざまな活動において、大きな差をもたらすことは想像に難くありません。

疲れがたまった状態では、なかなか前向きな気持ちが起こりませんし、何かやってやろうという積極性も生まれないでしょう。

## 「睡眠時間三時間」でも、なぜか目覚めスッキリ！

忙しいビジネスマンや子育てに追われている主婦の中には、睡眠が十分にとれないという悩みを抱えている方も多いことでしょう。

そういう人は、「ああ、よく寝た」と思うことに抵抗を覚えるかもしれません。「まだ寝足りない」と感じているのに、「よく寝た」と思えるはずがないというわけです。

しかし、それでもあえて「よく寝た」と思うようにしてみてください。いえ、むしろ**寝不足を感じているときこそ、「よく寝た」と思い込む**ことが重要なのです。

一種の「自己暗示」をかけるわけです。

何やらうさん臭いと思う人もいるかもしれませんが、自己暗示の効果を馬鹿にすることはできません。なぜなら、**脳はじつに思い込みに作用されやすい器官**だからです。

脳は、その人が思い込んだ方向に働こうとします。「よく寝た」と思えば、脳は体全体に「よく寝た」というシグナルを送り、体の活性化をうながすのです。

逆に、「ああ、全然、眠れなかった」「睡眠不足だ」と思ってしまうと、脳にマイナスの自己暗示をかけることになります。

いったん寝不足だと思い込んでしまうと、その思い込みを覆すのは困難です。脳が、寝不足を取り戻すためのシグナルを全身に送ってしまうため、余計に眠くなってしまうわけです。

そうなると、一日中、体のだるさと気分がスッキリしないモヤモヤ感がつきまとうことになります。当然、ドーパミンも分泌されませんから、疲れやすくなり、作業効率は落ちていきます。単純なミスも多くなることでしょう。

「寝不足」という思いが、肉体的にも精神的にもあなたを支配してしまい、疲労感を倍増させていくのです。

そもそも、睡眠は何時間とればいいという明確な定義はありません。睡眠時間が少ないと短命になりやすいという研究結果がありますが、その一方で睡眠時間が多すぎても寿命は短くなるというデータもあります。

「八時間寝れば十分で、六時間では少ない」などという科学的な根拠はないのです。睡眠時間がどれだけ必要かについては何の根拠もないのですから、**睡眠不足という状態は極めて主観的な思い**ということになります。自分で適量と考えている睡眠時間も、「自分は八時間寝ないと調子が悪い」という人もいれば、「四時間も寝れば十分」という人もいて千差万別です。

さらに言えば、自分が考える睡眠の適量時間も不確かです。八時間以下だから寝不足で八時間以上だから十分な睡眠だというのは、単なる思い込みにすぎません。つまり「自分は十分に睡眠をとっている」と思えば睡眠は十分にたりており、「まだ寝たりないな」と思えば睡眠不足ということになります。要は、脳がどう思うか次第。そして**脳がどう思うかは、自分でコントロールすることができる**のです。

そのためにも、たとえ三時間しか睡眠時間がとれなくても「ああ、よく寝た」と思うことが重要になってくるのです。

毎朝、習慣のように「よく寝た」と思えば、やがて、目覚めた瞬間に、脳の睡眠中枢の働きが止まるようになります。そうなれば、短時間の睡眠でも爽快な気分で一日のスタートをきることができるようになるのです。

## 「あと五分」「あと一〇分」を簡単に断ち切る法

目覚まし時計がリンリンと音をたてる。眠い目をこすり、時計をチラリと見る。ああ、もう起きなければならない時間だ。でも、あと一〇分だけ。一〇分たったら、パッと起きよう……。

こんな経験はみなさんにもあるのではないでしょうか。眠いときは、つい床の中でグズグズとしてしまうもの。特に、冬の寒い朝は、あと五分、あと一〇分と起きるのを先延ばしにしがちです。

しかし、疲労回復と気力充実という観点からみると、起きるのをズルズルと先延ばしにするメリットは、ひとつもありません。

休日ならまだしも、仕事のある平日にこのような目覚め方をしてしまうと、その日一日中、スッキリしない気分で過ごすことになるかもしれません。

「あと一〇分だけ」「あと五分だけ」とグズグズふとんの中にこもっているのは、当然、まだ寝たりないという気持ちがあるからです。

「もっと寝ていたい」という思いは、寝られないことに対する不満の裏返しです。あと五分寝ようが、一〇分寝ようが、その不満は解消されません。不満を抱えた状態で目覚めるわけですから、脳からドーパミンが分泌されずに、一日の始まりから、つまずくことになるのです。

結局のところ、五分や一〇分睡眠時間を延ばしたところで疲れが解消されるわけではないのです。むしろ、寝たりないという不満が増幅され、疲労回復や気力増進にはマイナスの効果を及ぼす可能性のほうが大きいのです。

逆説的な言い方になりますが、**毎朝眠いのは睡眠がたりないのではなく、睡眠がたりないような気にさせる起き方をしているということです。**

寝床でグズグズせず、目が覚めたらグッと伸びをして、「ああ、今日もよく寝た」と思ってみる。たったこれだけのことで、朝から気力・体力ともに充実した気分になれるのです。

## 「緊張↓リラックス↓いい気持ち」の流れをつくる！

大きな「伸び」と「よく寝た」という思いは、毎朝気持ちよく目覚め、一日を充実させるためのおまじないのようなものです。

しかし、じつはこれらの動作を習慣化すると、疲労回復や気力充実以上の効果をもたらしてくれます。その効果は、大きく二つのものがあります。

一つは、**「脳を整える」ことができる**ということです。

日常、脳には膨大な量の情報が飛び込んできます。脳はつねにその情報を処理するために動いているわけですが、ずっと脳を働かせ続けるとゆがみのようなものが生じてしまい、だんだん処理機能が低下してしまいます。そこで、定期的に脳を整える必要があるのです。

それは、ちょうどパソコンのメンテナンスに似ています。パソコンも長く使っていると、さまざまなソフトウェアやファイルがたまり、動きが鈍くなっていきます。パソコンに詳しい人は、ときどき使わないソフトやファイルを整理したり、消去したり、リセットをかけたりしてメンテナンスを行ないますよね。ちょうどそれと同じように、脳もリセットをかけて整えてやることが必要です。

朝、起きた瞬間はその絶好の機会と言えます。

脳がまっさらに近い状態のところで、伸びをして「よく寝た」と満足感に浸ることでドーパミンが分泌され、脳が整えられます。これで、その日一日、脳は働きやすい状態になるのです。

もう一つの大きな効用は、**緊張を強いられる大舞台にあっても、いつもどおりの力を出しやすくなる**ということです。

大きな会議で発表しなければならないとき、あるいは顧客から強いクレームを突きつけられたとき、重要人物と初めて会うときなど、重要な場面では、誰でもあがったり、緊張したりして、しどろもどろになってしまうものです。

そんな場に遭遇しても、朝の「伸び」と「よく寝たと思うこと」を習慣化しておけば、冷静に対応できるようになるのです。

朝の「伸び」と「よく寝たと思うこと」を習慣化することが、どうして緊張する場面に効くのでしょうか?

朝目覚めたときに「伸び」をすると、全身に緊張が走ります。その緊張の後、「伸び」を緩めてあげると、全身がリラックスした脱力状態になります。さらに「よく寝た」と思うことによって、気持ちがよくなっていくのです。

つまり、「緊張→リラックス→いい気持ち」という一つの情報の流れが、脳の中にルーチンとしてできあがるわけです。これを「反射の形成」と言います。

毎朝、「伸び」と「よく寝たと思うこと」を習慣として繰り返すことで、「反射の形成」が強化されていくのです。

人は緊張すると、たいていふだんの力を出せなくなってしまいます。いわゆる、あがった状態になって頭が真っ白になったり、声が震えたりして、しゃべろうとしていたことすら思い出せなくなります。

一流のスポーツ選手でも、格別にプレッシャーのかかる大舞台では実力を発揮できないというケースは多いものです。

しかし、この「反射の形成」を強化していくと、無意識に緊張をリラックス状態に転換することができるようになります。緊張した場面で「伸び」をし、それをフッと緩めると、「緊張→リラックス→いい気持ち」という流れが無意識に出てくるからです。

リラックスした言動ができるということは、ふだんどおりの力を発揮しているということであり、そこに満足感が生まれます。自然に、「リラックス」の次の段階である「いい気持ち」の状態となります。

「反射の形成」ができている人は、強い緊張を強いられる場面であっても、いい気持ちで仕事をしている自分に気づくことになるのです。

朝目覚めた瞬間というのは、真っ白な状態に近いと言えます。だから、「反射の形成」を行なうのに都合がよく、習慣化もしやすいのです。それも、「伸び」と「よく寝たと思う」という簡単なことを行なうだけです。

これだけのことで、爽やかな目覚めを得ることができるだけでなく、大舞台にも強い自分になれるのです。

## 「朝の笑顔」が脳を最高に刺激する！

毎朝、顔を洗うときに、鏡に向かって笑顔をつくる。

ある芸能プロダクションのマネージャー氏は、新人のタレントにそれを実践させているそうです。

これは、自然な笑顔をつくるトレーニングとして行なわれているものですが、疲れた気分を一新し、今日も一日頑張ろうという気にさせるという意味においても、非常に効果的な方法です。

実際、私が知っている女優さんも長年にわたって朝の微笑みを実践しています。彼女が言うには、「鏡に向かって、『私って、けっこうイケてるじゃない』とニコッと笑うの。そうすると、なんだかとっても気持ちが軽くなって、自分に自信が持てるようになるの」だそうです。

この女優さんにかぎらず、朝起きたときや出かける前に鏡に向かって笑顔をつくることを習慣にしている人は多いようです。

みな口をそろえて言うことは、「毎日続けてやっていると、鏡の中の自分に向かって微笑むだけで、なんだかとてもいい気分になってくる」ということです。

それもそのはず。洗面所で顔を洗った後に**鏡に向かってニコッと微笑む習慣は、ドーパミンの分泌を促進する**からです。

笑顔は、陽の行動です。人が不機嫌な顔をしていると、こちらまで気分が悪くなってきますが、笑顔で接してもらうと、こちらまで何だかとても気持ちよくなっていくものです。

鏡に向かって微笑みかけるという行動は、自分が笑顔をつくると同時に、鏡の中の自分が微笑みかけてくれることになります。自分が微笑み、相手も微笑んでくれる。これで気分がよくならないわけがありません。そこから満足の感情が生まれ、ドーパミンが分泌されるのです。

実際に鏡に向かって微笑む際に大切なのは、心から楽しんで行なうことです。ときには気持ちが乗らないときや、前日の嫌な思い出がよみがえってくることもあるでしょう。しかし、そんなときも、おざなりの笑顔ではなく、心から楽しい笑顔をつくるように努力してみてください。

微笑みながら、「今日もイケてる」「気持ちのいい朝だ」「今日も一日頑張るぞ」と自分に向かって声をかけてもいいでしょう。

声に出さずに、心の中で言うだけでもけっこうです。セリフも自分の気持ちを盛り上げるものなら、どんなことでもいいと思います。

これが習慣化され、毎朝自然な笑顔が出てくるようになれば、しょぼくれた人も見違えるように元気ハツラツになっているはずです。

## 夜「感謝して眠りにつく」――熟睡の秘訣

「目覚め方」にコツがあるなら、当然、「眠り方」にもコツがあります。

快適な朝を迎えるためには、眠る際の準備も非常に重要です。

と言っても、目覚めるときと同様、じつに簡単なことをするだけです。

寝るときにふとんの中で、**「よかった。ありがとう」と思い、その日一日に感謝の気持ちを抱く**のです。

どうですか？　簡単なことでしょう。

ふとんに入って心静かな状態で、「よかった。ありがとう」と思うだけでいいのです。このとき、その日にあった「よかったこと」をいちいち思い出す必要はありません。むしろ、思い出さないほうがいいでしょう。具体的な事柄を思い返すと、いろいろなことが頭を巡りはじめ、眠るどころか目がさえてきてしまいます。

難しいことを考える必要もありませんし、深く考える必要もありません。たんに「今日もいい一日だった」と思うくらいでちょうどいいのです。そして、「よかった。ありがとう」と感謝し、眠りにつきます。

「よかった。ありがとう」と感謝の気持ちを抱くと、脳の満足中枢が刺激されます。すでに何度も述べているように、満足中枢が刺激されると、ドーパミンが分泌されやすい状態になります。ですから、一日の疲れが取れ、気持ちよく眠りに入っていくことができるのです。

もともと、**脳はいいことを想像し、満足感に浸ると、そのいいことを実現しようと働き出す**特性を持っています。その脳の特性を利用するのです。

大切なのは、たとえ何か嫌なことがあったり、失敗をしてしまったときでも、「よかった。ありがとう」とその日に感謝をすることです。むしろ、そういう日にこそ、強く感謝の気持ちを込めるべきかもしれません。

なぜなら、嫌な気持ちになった原因は、あなた自身に気づきを与え、成長する機会を与えてくれるものだからです。

たとえば、人に嫌な態度をとられて気分を害したとしましょう。怒りや憤りの気持ちを募らせるのはもっともなことですが、別の見方をすれば、その体験はあなたの成長につながることかもしれません。

その人がどんな人であるかわかったでしょうし、「人のふり見て我がふり直せ」のことわざではありませんが、こういう行動をとっては相手に不快な気持ちを与えるので気をつけようと、自分を戒める材料にもなります。

そう考えると、自分にとって役立つ経験をしたということですから、不快な体験であっても、「よかった。ありがとう」と感謝の気持ちを持つことはできるのです。

嫌な感情を引きずっていては、気持ちよく眠ることはできませんし、翌朝の目覚めも悪くなってしまいます。

いいことがあっても、悪いことがあっても、そして刺激的なことが何もなくても、すべて自分のこやしにすることができるのですから、「よかった。ありがとう」の気持ちを持つことです。

一日の終わりに、そういう感謝の気持ちを持つことができるなら、その日一日は本当に価値のあるものになるに違いありません。

## ふとんに入った瞬間「頭の中を空っぽにする」法

ある企業経営者は、夜の会合を極力控えているといいます。どうしても出席しなければならないもの以外はすべて断り、自宅に帰るようにしているというのです。

なぜ、そうしているかというと、夜の時間をその日一日の反省と、今後の戦略を練るのに使うためです。自ら静かな時間をつくり、思索にふける時間を大切にしているのです。

これは非常に素晴らしいことだと思います。あらゆることにスピードが求められる昨今、じっくりと自分の行動を振り返る機会はあまりありません。

そういう風潮の中で、自分の行動について反省し、次の一手をじっくり考える習慣をつけるというのは立派なことです。

ただし、気をつけなければならないことがあります。**「反省はふとんの中でしてはいけない」**ということ。それは、「いい睡眠をとるための鉄則」です。

私はこれまで、何人もの一流スポーツ選手のメンタル面のサポートをしてきました。その経験から申し上げますと、「成績不振に陥っている選手ほど、寝床に入ってからあれこれと考え込む」ということでした。

自分の失敗やうまくいかなかったことを思い出し、「ああ、しまった」「ああすればよかった」「いや、あれがダメだった」などと反省するのです。こうして失敗や不始末の反省がはじまると、目がさえてしまって眠れなくなってしまいます。

その結果、不眠症になったり、肉体的・精神的疲労が回復しないまま、さらに成績を落とすという悪循環に陥ってしまうのです。

そこで、私は就寝時間より前に反省する時間をつくることを提案しました。そして、そこで反省するだけ反省して、寝るときは「よかった。ありがとう」と感謝の気持ちだけを抱いて眠るようアドバイスを行なったのです。

また、反省の仕方にも注文をつけました。向上するためには反省は必要不可欠です。反省しなければ、いつまでも同じミスや過ちを繰り返してしまいます。人は反省することによって、スキルやノウハウを高めていくことができるのです。

しかし、反省が自分を責め立てるようになると、逆効果になります。

辞書の『大辞林』で「反省」という言葉を引いてみると、「振り返って考えること」「過去の自分の言動やありかたに間違いがなかったかどうかよく考えること」とあります。

「なぜ、あんなことをしてしまったんだ。オレがバカだった」と頭を抱えるのは、反省ではなく後悔です。後悔は、次に何も生み出しません。どうすればよいかわからないので、延々と悩むことにもなります。

本当の反省とは、失敗を分析することです。

「なぜ、ああいう選択をしてしまったのか」「ミスをしてしまった原因はどこにあるのか」を冷静に考えれば、「明日からはこうしよう」という解決策も見えてくるはずです。解決策が見えてくれれば、それ以上悩むこともなくなりますから、失敗や不始末を引きずることもありません。

こうした指導の結果、選手たちは夜しっかりと眠れるようになり、曇りがちだった表情にも明るさが戻ってきて、徐々に成績があがっていきました。

重要なのは、休息をとるときに余計な雑念を思い浮かべるような状況をつくらないということです。繰り返しますが、しっかりと休んで精神と肉体の疲労を取り除くためにも、ふとんに入ったら、あれこれ考えることはやめましょう。

## 昼間のイライラがスーッと消えていく「リラックス時間」

慌ただしい毎日を送っている現代人は、つねに緊張状態を強いられていると言っても過言ではありません。

十分な休養をとって疲労を回復させるためには、この緊張をとってゆったりとした気分でベッドに入り、「よかった。ありがとう」と思うことが大切です。

それには、**寝る前にリラックスするひとときを持つ**のが効果的です。リラックスタイムはどんなものでもかまいません。自分の好きなことをするのが一番でしょう。

たとえば、時間をかけてゆったりと風呂に浸かれば、最高のリラクゼーションになると思いますし、好きな本でも読みながら少々お酒をたしなむのもいいでしょう。お笑いが好きなら、何も考えずにテレビのバラエティ番組を観て笑いころげるのもリラックスになります。

また、絵を描いたり、写経をするなど、何かに没頭する時間を持つことも、日常の緊張を解き、リラックスすることにつながります。

要は、仕事や家事・育児などのウサを忘れ、自分にとって心地よいことをすればいいのです。そうやって、リラックスする時間を持つと、心穏やかにふとんに入ることができるはずです。

昼間の緊張を引きずってささくれ立った気持ちで思う「よかった。ありがとう」と、緊張がゆるみ、リラックスした状態で思う「よかった。ありがとう」では、どちらのほうが、より効果的かは言わなくてもおわかりでしょう。

## 逆境に強い人は例外なく「眠り方がうまい」！

前述したように、私は多くのスポーツ選手のメンタルサポートを行なってきましたが、すべての選手に対して、夜寝るときに「よかった。ありがとう」と思うことを指導してきました。

満足のともなう「いい睡眠」をとって、疲労を取り除き、明日への英気を養うのが第一の目的ですが、それだけではありません。

「よかった。ありがとう」を習慣化することには、ほかにも大きなメリットがあるのです。それは、「逆境に強い自分」をつくる効果です。

なぜ、「逆境に強い自分」がつくれるのでしょうか？

それは、毎晩寝る前に「よかった。ありがとう」と思うことによって、**脳の中に**

**ある「よかった」と感じる神経回路の感度を強化することができる**からです。

脳の中には、さまざまな神経回路があります。「よかった」と満足を感じる神経回路もあれば、「ダメなんじゃないか」と感じる神経回路もあるのです。

失敗や不測の事態など、悪いことに直面すると、たいていは「まずい」「このままではダメだ」というマイナス方向の神経回路が働きがちです。

「まずい」と感じる神経回路が強く働いてしまうと、冷静さを失い、判断を誤ったり、つまらないミスを繰り返したりして、ますます事態を悪くすることになります。

けれども、「よかった」と感じる神経回路が働くと、たとえ失敗したとしても「よかった。いまのうちに失敗をしておいて、この失敗で計画のデータを補強できる」「よかった。誰もが実力を試されるいいチャンスだ」というように、前向きに考えることができるようになるのです。

何かにつまずいて転んだとき、「こんなところに誰が物を置いたんだ。危ないじゃないか」と当たり散らすか、「ああ、骨折しないですんだ。よかった」と思うか。

この差が、危機的な状況において精神的な余裕の違いとなって現れてくるのです。

ピンチになっても動じることなくタフに対処できる能力――。

これは、スポーツ選手だけでなく、一般の人々にとっても重要な能力です。仕事においても、日常生活においても、いつ何時ピンチがやってくるかわかりません。

そういうときに、慌てず騒がず冷静な対応ができるチカラを鍛えることにも、寝るときの「よかった。ありがとう」が効果を発揮するのです。

## 「夜、どうしても眠れないとき」は、どうする？

なかなか寝付けない。寝ても、夜中に何度も目が覚める。

精神的な疲労を抱える人の多くは、こうした悩みを持っています。

疲れているのになかなか寝付くことができない。眠ろうとすればするほど、目がさえてきて眠れない。明け方になってやっとウトウトできるが、すぐに起床時間を迎えてしまい、ますます疲労感が重くのしかかってくる。

私のところにも、そんな悩みを抱えた人が訪ねてきます。

三六歳のある男性がそうでした。

彼の場合、鬱《うつ》病にかかってしまったため、日中は抗鬱剤を服用していました。その薬の影響もあって、夜になかなか寝付けません。そこで彼は睡眠薬のチカラを借りてなんとか睡眠をとっていました。

しかし、そのような生活を続けていると、日中も頭がボーッとして、一日中ゴロゴロと家の中で過ごすことになってしまいました。

そんな生活から脱却したいと思い、彼は私のもとに相談にやって来たのです。

私は、主治医に了解を得たうえで、まずは睡眠薬の服用をやめてみようと提案しました。睡眠薬を飲まないまま、ふとんの中に入り、寝てみる。

なかなか眠れないのなら、本を読んだり、テレビを見たり、好きなことをしていてもいい。そのうち、なんとなく眠くなってきたなら、そのまま眠ればいいと提案したのです。

このとき、私はもう一つ大事なことを約束しました。

「朝、目覚めたとき、寝床で大きく伸びをして、『ああ、よく寝た』と思うようにしましょう。たとえ二時間しか眠ることができなくても、やはり『ああ、よく寝た』と思うようにするのです。実際、二時間はよく寝ているのだから、そのことを評価するようにして欲しいのです。これだけは守ってください」

私は彼に、そう、お願いしたのです。

すると、どうでしょう。翌週やって来た彼の顔は、一週間前とは見違えるほど生気が戻っていました。

話を聞いてみると、この一週間で睡眠薬を飲まずによく眠れるようになったというのです。最初の二日くらいはなかなか眠れなかったようですが、三日目にスッと眠ることができるようになったと、うれしそうに話していました。

彼の話にはさらに後日談があります。

よく眠れるようになったことで、体の調子もよくなり、医者と相談して抗鬱剤の服用も減らしていくことにしました。そして、数週間後には抗鬱剤を服用しなくても、ふつうに日常生活を送ることができるようになったのです。

この事例からわかるように、**眠れないときのもっとも効果的な対処法は、無理して寝ようとしないこと**です。ですから、私は「眠れないときは、時間を得したと思いなさい」とアドバイスしています。

寝付けないときに「眠らなければいけない」という思いが強すぎると、かえって神経が研ぎすまされ、眠れなくなってしまいます。そういうときは、無理に眠ろうとせず、貴重な時間をもらったと思うことです。

その時間に、好きな本を読むこともできますし、たまった書類を片付けることもできます。これからの仕事の段取りを考えるのもいいでしょう。

このように、眠れないことを否定的に考えるのではなく、肯定的に受け止めれば、時間ができたことに満足感が生まれます。そうすればドーパミンが分泌されやすくなり、自然と眠くなってくるはずです。

そして、もう一つ大事なことは、たとえ睡眠時間が二、三時間であったとしても、目覚めたときは大きく「伸び」をして「よく寝た。気持ちいい」と思うことです。

実際の睡眠時間がわずかでも、眠った時間を肯定的にとらえることで、疲労感や虚脱感を軽減することができるのです。

## アルファ波睡眠――「脳が最高に喜ぶ」眠り方

みなさんは、夢の中でいいアイデアがひらめいたという経験はないでしょうか。夢の中や、起きているのか寝ているのかわからないまどろみのような状態の中で、懸案だった問題を解決するヒントがひらめいたという人が少なくありません。

実際、歴史に残るような大きな業績を遺した偉人の中にも、夢の中でアイデアやヒントを得たという人が数多く存在します。

ノーベル化学賞の受賞者の約二割は、受賞対象となった研究のアイデアやヒントを夢の中で得たと言われているほどです。

なぜ、夢やまどろみの中で、いいアイデアが浮かびやすいのでしょうか？　じつは私の長年の研究テーマもここにあります。

大手電機メーカーに研究者として勤めていた私は、デスクに座っているときにはいいアイデアがなかなか浮かんでこないのに、散歩をしていたり、風呂に入っていたり、そして寝ているときなどにふとしたはずみでアイデアが浮かんでくることに気づきました。

これはどういうことだろうと研究をはじめました。その結果わかってきたのは、「アルファ波」と呼ばれる脳波が関係しているということです。

アルファ波とは「リラックスの脳波」「集中の脳波」などと言い、リラックスしているのに脳が活発に働いている状態のときに出てくる脳波です。

ストレスを解き放って心の底からリラックスした状態になったとき、脳は活動的になり、眠っていた潜在能力を最大限に活用できるようになるのです。

夢やまどろみの中は、まさに心底リラックスした状態で脳はアルファ波が優勢となっているわけですから、素晴らしいアイデアが浮かんだり、問題解決のヒントを思いついたりするのも当然というわけです。

さて、ここからが本題ですが、じつは**寝るときに「よかった。ありがとう」とそ**

**の日一日に感謝の気持ちを持つと、アルファ波が出やすくなる**のです。正確に言えば、「よかった。ありがとう」とその日一日に感謝することでリラックスした精神状態となり、アルファ波が優勢になりやすい脳の状態になるということです。

「よかった。ありがとう」と感謝をすることを習慣づけていると、疲労を回復し、気力を充実させる「いい睡眠」をとることができるようになります。と同時に、アルファ波で脳が満たされ、ひらめきが浮かびやすくなるのです。

言葉を換えれば、潜在能力を解放し、創造性を高めることができるわけです。

先にお話ししたように、夢やまどろみの中で素晴らしいアイデアが浮かぶことが多いのは、夜寝るときは脳への刺激が少ないからだと考えられます。

日中の覚醒している時間帯は、それこそ膨大な量の情報が脳に流れ込んできますから、脳はその処理に追われ、考えたい課題に脳力を集中させることができません。

しかし、夜寝るときは日中に比べて圧倒的に脳に入ってくる情報量が少なくなり、その分課題に対して集中しやすい状況になっています。

脳が一つの課題に集中すれば、いままで解けなかった問題を解くヒントも思いつきやすいでしょうし、いいアイデアも浮かんできやすいでしょう。

実際、脳力開発の分野でも、寝るときに「よかった。ありがとう」と思うように指導しており、それは顕著な効果をあげています。眠りに落ちる直前、あるいは夢の中で、創造的なアイデアが出てくることを実感した人がたくさん出ているのです。

いいアイデアを得るコツは、うまくいったときの様子を想像しながら、寝ることです。皆が祝福してくれている様子、多くの人に感謝されている様子、そんな喜ばしい様子を思い浮かべるのです。

すると、脳は喜ばしいことを実現し、満足を得るために、活発に働いてくれます。そのとき、枕元にメモとペンを備えておくことをおすすめします。もちろん、思いついたアイデアを起きたときにすぐ書き留めておくためです。

人は必ず休息として睡眠をとらなければなりません。どうせ毎日睡眠をとるなら、疲労を残さず、爽快に目覚める「いい睡眠」をとりたいものです。

と同時に、創造性まで向上できるなら、これほど素晴らしいことはありません。みなさんもぜひ「よかった。ありがとう」を実践してみてください。

2章

# 意外に簡単な「疲れをためない」生き方

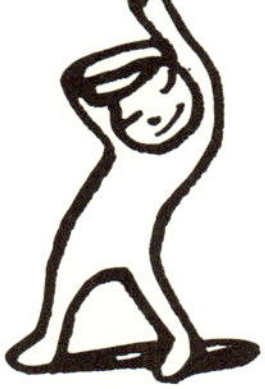

## 「疲れをためない元気な人」の簡単トレーニング

毎日の生活の中でもっと満足を感じること——。

それが、疲れをためこまない秘訣です。秘訣と言っても、当たり前のことを当たり前にするだけなのですが、いまは、その当たり前のことを忘れてしまっている人が多く見受けられます。

たとえば、「ありがとう」という言葉。仕事であれ、家庭であれ、ふだんの生活に「ありがとう」という言葉は欠かせません。人から何かをしてもらったら、「ありがとう」と言うのは当たり前のことです。

しかし、いま、素直に「ありがとう」と言える人がどれだけいるでしょうか。

「ありがとう」を言うことは決して損なことではありません。それどころか、**「ありがとう」と素直に言える人ほど、満足感が得られやすく、疲れにくい。**そう言っても過言ではありません。

ですから、「ありがとう」はどんどん言ったほうが「お得」なのです。

なぜ、「ありがとう」という感謝の言葉を素直に言えない人が増えているのでしょうか？　プライドが高すぎるからなのか、感性が鈍いからなのか。あるいは、面倒臭いからなのか、恥ずかしいからなのか……。

理由はさまざまでしょうが、中には、周囲に対する要求値が高すぎるため、感謝の気持ちを抱くことができないという人もいるようです。

何かをしてもらっても、「このくらい当たり前」「ここがダメ、あそこがダメ」などとすぐにアラを探してしまうのです。そのため、ちょっとのことでは満足することができず、「ありがとう」と感謝の気持ちを持つこともできないのです。

理由はともかく、「ありがとう」が言えない人は、脳の満足度が低いことはたしかです。

人から何かしてもらったとき、「ああ、助かった」「うれしい」「気がきいているな」といった気持ちが湧いてきたら、まずは、その喜びと感謝の気持ちを素直に

「ありがとう」という言葉で表現してみることです。喜びや満足感が先にあって、それを「ありがとう」という言葉にする。この順番が、大切です。

喜びも満足感もないまま、ただ口先だけで「ありがとう」と言うだけでは、さすがに効果は望めません。本心から言っている言葉ではないからです。脳は、あなたの感情に敏感に反応するのです。

たとえば、サービス業などに従事している人は、つねにお客さんに対して、笑顔で「ありがとうございます」と口にします。しかし、それが本心から出た言葉でないと、とたんにストレスとなり、体調を崩す人も出てくるのです。

おおげさな態度をする必要はありませんが、喜びや満足している気持ちを笑顔と「ありがとう」という言葉で表すことが大切なのです。

それが習慣になると、今度は、相手に対して感謝の気持ちを示すことが、自分自身の喜びとなり、気持ちがいいことだと気づくはずです。

「ありがとう」を言うこと自体に心地よさを感じ始める自分に気づくでしょう。そうなったら、しめたものです。脳に満足の信号が送られ、ドーパミンの分泌がどんどん促進されるからです。いつの間にか、あなたも「疲れをためにくい元気な人」に変身しているはずです。

あまり言い慣れていない人には恥ずかしいかもしれませんが、人に何かをしてもらったら「ありがとう」を言ってみましょう。相手も笑顔になるし、自分も疲れが吹き飛ぶ。「ありがとう」は、そんな魔法のひと言なのです。

## 食事で三回「おいしい」と思うすごい効果

言うまでもないことですが、私たちが生きていくためには、食事が欠かせません。一日中、何もせずにボーっとするだけでもお腹がすくように、私たちはただ生きているというだけで多大なエネルギーを消費するものです。仕事や勉強などに一生懸命取り組む人は、なおさらでしょう。

また、食事は、単にエネルギー補給という意味以上に、精神的な満足感を得るという意味でも、とても重要です。

空腹のときに食べるごはんのおいしさは格別です。そして、お腹が十分に満たされれば、誰もが大きな満足感を得ることができます。

その意味では、**食事で空腹感が満たされたときが、一番ドーパミンの分泌が活発になる**と言えるかもしれません。多少の疲れなど、一発で吹き飛ばすほどのパワーがあります。新たな活力がお腹の底から湧いてくることを実感することができるのではないでしょうか。

疲れをためない生活をおくるためには、睡眠と同様、食事も非常に大切だということです。私が言わなくても、誰もが理解しているに違いありません。

ところが、この大切なことを、多くの人がないがしろにしているのは、どういうことでしょうか？

もっとも、仕事が多忙なサラリーマンなどにとっては、仕方のない面もあるかもしれません。

朝、家で軽く食事をとるのはまだいいほうで、出勤途中のコンビニなどでおにぎりやサンドイッチを買い、会社のデスクで仕事をしながらほおばるという人が少なくないようです。

また、昼食も混雑した店の中であわただしく食べたり、忙しいときには昼食抜きということも珍しくありません。夜は家族の食事の時間に帰宅できるなら幸せなことですが、残業やつきあいがあると帰宅してから冷めたおかずを電子レンジで温めて一人のわびしい夕食です。

これでは、エネルギー補給という点ではいいかもしれませんが、満足感で満たされるという食事の積極的な効用を得ることはできません。

食事をできるだけ楽しい時間にする。そのことに、ほんの少し、努力をするだけで、まったく違ってくるのに、私には残念でなりません。

朝と晩は、できるだけ家族と一緒に会話をしながら食べる。昼食は、お気に入りの店を何軒か見つけておいて、少し時間をかけて味わってみる。そんなことを意識するだけでも、食事の満足感はずいぶん高くなるはずです。

しかし、そうも言っていられないほど忙しいときもあります。

そこで、忙しいときや、一人で食べなければならないときの、食事のコツをお教えしましょう。**食事をする前に「おいしそう」、食事の最中に「おいしい」、そして、食後に「おいしかった」という三つのときめきを感じる。**

たったそれだけの簡単なことで十分です。

たとえば、外食をするとき、まず食堂のメニューを見て食べたい料理を選ぶでしょう。そのとき、「これは、おいしそうだ」と期待感を大きく膨らませるのです。そして、目の前に出てきた料理にも「おっ、うまそうだ」と心をときめかせます。

食べたい料理を選んだのですから、はずれはないはずです。料理を口に運んだら、素直に「うん、おいしい」と味わってください。空腹なときに食事ができることに感謝しましょう。そして、食べ終わったら、「あー、おいしかった」と満足感に浸るのです。

もう一度繰り返しますが、重要なのは、食前に「おいしそう」、食中に「おいしい」、食後に「おいしかった」と三つのときめきを意識することです。三回の心のときめきを持つと、体にいいホルモンが分泌されやすくなるのです。

専門家によると、食前に「おいしそう」と期待の意識を高めると、脳下垂体からチロトロピン（甲状腺刺激ホルモン）というホルモンが分泌されるようになるそうです。チロトロピンとは、全知全能、全生命力を発揮するホルモンと言われ、極めてすぐれた力を持っています。

また、料理を味わっているときは、興味や好奇心が高まった状態にあります。興味や好奇心が高まると、コルチコトロピン（副腎皮質刺激ホルモン）が分泌されます。これは、集中力を高めるホルモンです。

そして食後の「おいしかった」で、満足感に満たされると、ドーパミンが分泌されるというわけです。

「おいしそう」「おいしい」「おいしかった」と三度ときめけば、ふだんの食事がいつも以上に満足できるものになります。

実際に、おいしく感じられますし、疲れもどんどん取れ、体の底から元気が湧いてきます。ぜひ一度試してみてください。

## 「できそう→できる→できた」の心イキイキ法

食事のときに「おいしそう」「おいしい」「おいしかった」と三つのときめきを意識することの効用は、じつは満足感を高めるだけではありません。

習慣にすれば、あなたの「仕事脳力」まで高めることができるのです。

「食事のときの三つのときめきが、どうして仕事に影響を与えるのか」と疑問を感じる方も多いことでしょう。その疑問はもっともです。

なぜ、食事における三つのときめきが「仕事脳力を高める」のかというと、三つのときめきが知らずしらずのうちにメンタルトレーニングとなって、その力が仕事の場に生かされるようになるからです。**「おいしそう」→「おいしい」→「おいしかった」というメンタル構造は、仕事にも応用可能**だということです。

言うまでもないことですが、仕事の世界では、好きなこと・得意なことばかりが回ってくるわけではありません。好きなことや得意なことばかりなら、仕事も楽しくできるでしょう。

しかし、実際にはむしろ苦手なこと、嫌いなこと、あるいは自分の能力のレベルを超える（と自分では感じられる）作業に直面する機会のほうが多いのではないでしょうか。

そういうときは、得てして「やりたくないな」「できそうもない」という不安の心理が頭をもたげてきます。すると、交感神経が亢進し、副腎髄質からアドレナリンが、交感神経の末端からノルアドレナリンが分泌され、逃避や破壊行動の体勢となってしまいます。

そうなると、脳細胞の働きは抑制され、集中しようにも集中できない状態に陥ってしまうのです。苦手なものを相手にすると、すぐに心が折れてしまうのもこのような反応が起きているからです。

ところが、毎食に心をときめかすメンタルトレーニングを積んでいると、この拒絶反応を抑制することができます。食事における「**おいしそう→おいしい→おいし**

**かった」が、仕事では「できそう→できる→できた」に置き換えられる**からです。

具体的に述べると、苦手な仕事、高いレベルの仕事に直面しても、「できそうもない」という弱気の意識より「できそう」という期待感のほうが大きくなります。「できそう」という期待感が膨らむなら、脳下垂体からは全知全能、全生命力を発揮させるチロトロピンが分泌されます。これによって知力が高まると、苦手な仕事でも多少はできるようになります。

少しはできるようになれば、「できる」と手応えが得られます。手応えが得られはじめると、当面の課題に好奇心や興味が湧き、集中力を発揮するコルチコトロピンも分泌されるようになりますから、高いレベルの仕事もなんとかクリアできるようになるのです。

こうして高次元の仕事、苦手な仕事をやり遂げる経験を積んでいくと、そこに大きな達成感が生まれます。脳は満足を感じドーパミンの分泌がうながされますから、ますます仕事が楽しくなっていくのです。

そうなれば、さらに真剣に仕事に取り組むようになるので、脳力やスキルはどんどん高まっていくという好循環をつくり上げることができるというわけです。

もちろん、ここで述べるほど、簡単にはいかないかもしれません。人によって進歩の差がありますし、失敗や挫折を経験することもあるでしょう。

しかし、「おいしそう」「おいしい」「おいしかった」という三つのときめきを仕事に応用することができれば、間違いなくあなたの仕事脳力はレベルアップしていくはずです。

## 「幸運を見つけるのがうまい人」

いつも元気でエネルギーにあふれている人と、表情がくもりがちで精彩がない人の顕著な違いは、日常生活の過ごし方、感じ方にあると思います。

元気のない人は元気な人を見て、「あの人はいいことがたくさんあっていいなあ。それにひきかえ、自分は不幸なことばかりだ」と思いがちです。

しかし、それはまったくの誤解です。

いつも元気な人は、たくさんのラッキーに恵まれているのではなく、日常生活の中で幸運なことを見つけ出す能力にたけているのです。元気のない人は、誰にでもある小さな幸運を見逃しているので満足感が少なく、いつも疲れを感じて覇気がないだけなのです。

逆に言えば、**日常生活の中の小さな幸運に気づくようになれば、満足感が増し、元気になれる**ということです。

では、日常生活の小さな幸運に気づくとはどういうことでしょうか。それは簡単なことです。どんな些細なことでも、「いい体験だった」と思うようにすればいいのです。

たとえば、たいていの人は電車が定刻どおりに動くことを当然のことだと考えているでしょう。しかし、これを当然のことではなく、運のいいことだと思えばどうでしょうか。

「定刻どおりに動いてくれたおかげで、予定どおりいきそうだ。ラッキーな気がする」と思うなら、小さな満足を得ることができます。あるいは、いつもより早く仕事が片づいたとき、「こんなに早く終わった。ラッキー」と思えば、いい気分になれます。そこで得られる、ちょっとした満足感が大切なのです。

ほんのわずかであれ、満足感に浸ることができたなら、脳からはドーパミンが分泌され、疲れは消えていきます。

「よかった。運がいい」と思って、ちょくちょくドーパミンを出しておけば、それほど疲れを感じることもなくなります。

「よかった」と感じられるかどうかは、モノの見方の問題です。列車が定刻に着くのを当然と考えていると、定刻どおりに着いても何も感じません。

それどころか、少しでも定刻に遅れると不快になります。不快感は疲労のもとですから、疲れもたまりやすくなるのです。

逆に、少し想像力を働かせて、電車が定刻通りに運行するためにどれほどの人が努力しているのかを考えれば、べつの見方も出てくるでしょう。

こんな過密のダイヤの中でよくやっていると思うなら、そこに感謝の気持ちが生まれ、「ありがとう。よかった」と満足感を得ることができるのです。

## 月の引力——微弱だからこそ生命体がその刺激を受ける!

何事であれ、「よかった」と思うことは疲れをためない秘訣ですが、あまりに大げさにするのは逆効果になるので注意が必要です。「よかった!」と快哉を叫ぶような調子で喜べば、それだけドーパミンも多く分泌されそうです。

しかし、実際にはその逆となる可能性が高くなるのです。

というのも、**ヒトの細胞は弱い刺激に対してより敏感に反応し、強い刺激に対してはブロックする性質がある**からです。とりわけ、脳細胞の働きは繊細です。弱い刺激であるほど敏感に反応を示し、強い刺激に対しては排除しようとします。

それを考えると、「よかった!」という大げさな喜びは、刺激として強すぎ、脳細胞に受け入れられない可能性があるのです。

ヒトの細胞がもっとも敏感に反応するのは、月からの引力という微弱な刺激です。私たちはふだん月からの引力を感じません。それくらい月の引力は微弱なものなのですが、微弱であるがゆえに、生命体の細胞はその刺激を受けやすいのです。

女性の生理も月の引力の影響によるものですし、貝や深海魚も月からの影響を受けています。多くの生命体が月の公転周期に合わせて、リズミカルに反応しているのです。

一方、強い刺激に対しては、細胞が防壁をつくろうとします。いまどきの若者に難聴が多いのも、そのためです。

ヘッドフォンで音楽を聞くと、つい音量を大きくしがちです。ヘッドフォンからシャカシャカと音が漏れるほど大きな音で聞いている若者もいます。こんな大音量で音楽を聞いていると、聴覚細胞神経がその刺激を拒否しようとするのです。そうなると、小さな音は聞こえません。これが、若者の難聴の原因と言われています。

上手なマッサージ師は、刺激の強弱のアヤを知っています。上手な指圧師ほど、指圧の力は弱いと言われています。「こんなもので効くのかな」と思ってしまうくらい微弱な刺激なのですが、これがあとで効いてくるのです。微弱な刺激だからこそ、体の細胞が敏感に反応するのです。この加減を習得し、上手な指圧師になるには一〇年はかかるそうです。

「過ぎたるは及ばざるがごとし」ということわざがあるように、何事も大きければいいというものではありません。物事はほどほどがよいのです。

ですから、喜びは「ああ、よかったな」程度のちょっとした満足のほうが、脳には受け入れられやすいということも頭の片隅に置いておいてください。

## 「ああ疲れた」と思ったら、「よくやった」と言ってみる

以前、知り合いから、仕事をしているとすぐに疲れてしまうと相談を受けたことがありました。彼の仕事の状況や習慣などを聞いて、私は休憩の取り方についてア

ドバイスをしました。

　すると、すぐに彼は明るい表情で訪ねてきて、「いやあ、休憩の取り方をちょっと変えただけで、だいぶ違うよ。もう以前ほど疲れを感じることはなくなった。本当にありがとう」と感謝の言葉を口にしました。

　みなさんの中にも、仕事で疲れやすいと感じている人がいるのではないでしょうか。疲れたら、手を休めてコーヒーを飲んだり、少しの間目を閉じたり、大きく伸びをしたりしてちょっとしたブレイクや休憩をとることが多いと思います。

　そのとき、「ああ疲れた」と口に出してはいないでしょうか。じつは休憩のときの「ああ疲れた」、これが禁句なのです。

　長時間机に向かって仕事をしたり、作業で体を動かしていると疲労してくるのは当然のことです。疲労物質が細胞にたまり、脳も「疲れたな」と感じるはずです。

　だから、つい「疲れたな」と口にしたくなる気持ちはわかりますが、ここで**「ああ疲れた」と言葉にしてしまうと、疲労感にダメ押しをしているようなもの**で、ますます疲労感が強くなってしまいます。

これでは休憩するたびに疲労感を増幅しているようなもので、仕事を中断して休んでも疲労を取ることはできません。

言葉の力は思っている以上に強力です。言葉は脳に強い影響力を持っていて、ひとたび「疲れた」と発するなら、脳は「疲れた」という言葉に強く縛られてしまいます。その結果、「疲れたのだから、もう限界」という信号を体に発信してしまい、ますます頭や体が働かない状況をつくり出してしまうのです。

では、どういうふうに休憩をとればいいのかというと、**「疲れた」ではなく「よくやった」と自分を評価すればいい**のです。たとえば、「もうここまで終わったか。我ながらよくやった。ご褒美にちょっと休憩しよう」と仕事の手を止めたらどうでしょうか。仕事の疲れを実感するより、満足感のほうが強いのではないでしょうか。

休憩にかぎらず、あらゆる場面で「疲れた」と口にすると、疲労感を強めることになります。気力に乏しい人が、いつも「疲れた、疲れた」と言っているのはこのためです。自分の発している言葉が、ますます自分を縛り、疲労を増幅させていることに気づいていないのです。

「ああ疲れた」と実感を口に出すか、「よくやった」と自分を評価して口に出すか。些細な違いかもしれませんが、その言葉がもたらす結果には大きな違いがあるということを知っておいてください。

## 一日の最後に「自分とちょっと向き合ってみる」

どうもまじめな人ほど、疲れやすい傾向にあるようです。

まじめな人は、得てして完璧主義者であることが多く、あれもこれも一定のレベル以上の成果をあげていないと満足することができません。言ってみれば、満足のボーダーラインが高いので、それをクリアしていないと不満を感じてしまうのです。

それはうまくいけば、非常にレベルの高い仕事を完成させる原動力となりますが、現実はそう甘くはありません。

努力に比例した成果が得られればいいのですが、人並み以上に努力しているにもかかわらず、思ったような成果があがらないことも往々にしてあります。

そうなると、「ここがダメだ」「あそこがたりない」と不満が渦巻き、疲労は澱のようにどんどん沈殿していきます。

生来まじめな性格の人に、「楽天的になれ」「もっと満足のレベルを下げろ」と言ってても無理な話でしょう。それができるくらいなら、とっくにやっているはずです。できないから、自分のまじめさに追い詰められて苦しんでいるのです。

そういう人には、私は次のようにアドバイスをするようにしています。

**「結果が出ても出なくても、一日の最後くらいは自分によく頑張ったなとねぎらいの言葉をかけてあげましょう。**

ボーダーラインを下げる必要はありません。ただ、目標の三分の一しか成果があがっていないときは、三分の一まではよく頑張ったなと考えてください。

失敗に終わってしまったら、失敗したけれど最大限の努力はしたなと慰めてください。そのうえで、また完璧を目指せばいいじゃないですか」

言うまでもなく、自分に「頑張ったな」とねぎらいの言葉をかけるのは、それまでの仕事に対して評価を与え、満足感を得るためです。完璧主義者は成果があがらないとなかなか満足を感じないものですが、結果は結果として置いておいて、日々の仕事への取り組みに対して毎日ほめてあげようというわけです。

このように、ほんの少し視点を変えてみることで、不満に見えていたものも、満足を得る材料に転化させることができるのです。

完璧主義者でなくても、成果があがらずに悶々とした日々を送っている人はたくさんいるでしょう。たとえば、現在で言えば、営業マンはかなり苦労を強いられているのではないでしょうか。売上高前年比マイナス四〇パーセント、五〇パーセントなどの数字が珍しいものではないこのご時世、必死に努力を重ねても結果はなかなか実らないかもしれません。

「たったこれだけしか売れなかったか」と悲観的な気持ちになりがちですが、視点を変えれば、「前年に比べれば悪いけれど、この不況の中、まあそこそこ売ったよな」と考えることはできないでしょうか。

悲観的になりすぎたり、不満をため込んでいると、どんどん疲労が蓄積されて精神的にも肉体的にも参ってしまい、持てる能力を十分に発揮できなくなってしまいます。

ですから、**思うようにいかないときこそ、自分自身を「よく頑張ったな」とねぎらい、評価してあげることが大事**なのです。

## 失敗しても、「これは貴重な体験になる」と考える

どんな物事にも必ずいくつかの側面があります。

どの側面を見るかによって、受けるイメージは大きく変わってきますから、いつも特定の側面ばかり見るのではなく、ときには違う側面から見るとどうだろうと考えてみることが大切です。

私の友人に、「視点を変えて見る天才」とも言える人物がいます。

基本的に心優しく、ジェントルマンな彼は、どんな物事についてもマイナスイメ

ージをプラスイメージに転化させてしまいます。

たとえば、仕事で失敗をして落ち込んでいる友人に対して、

「いま貴重な体験をしているよね。絶対にメモして残しておきなよ。後で本にして出版できるかもしれないからさ」

といった具合です。

相手にしてみれば、人の気も知らないで勝手なことを言ってという思いかもしれませんが、少なくともこんなことを言われたら、世をはかなんで……などということをしようとは思わないでしょう。

また、あるとき、数人の友人たちと街の中華料理店に入りました。はじめての店だったのですが、出てきた料理を見てびっくり。

私が頼んだ冷やし中華は、キュウリや薄焼き卵の切り方が乱雑で、チャーシューなどは手で引きちぎったのかと思うくらい粗雑に乗っかっていました。とてもプロの仕事とは思えません。

味も外見に相違なく、見事なくらいまずい。みんな閉口して顔を見合わせました

が、彼だけうれしそうに携帯電話で写真まで撮っています。

どうして、そんなにうれしそうなのか聞いてみると、「こんなまずいものを食べる経験なんて滅多にないでしょ。これを毎日書いているブログに掲載するんですよ。いいネタが拾えたからうれしくって」と言います。そんな喜び方があるのかと、呆れるやら感心するやら。

しかし、考えてみれば、このとき脳の満足中枢が刺激を受け、ドーパミンが活発に分泌されていたのは、間違いなく彼だけだったでしょう。

さすがに、ここまでする必要はないかもしれませんが、彼の思考を真似すれば、疲れとは無縁であることはたしかです。

マイナスイメージが浮かんできたら、それをプラスイメージに転化できないか考えてみるのです。

仕事で失敗してしまったら、**「これは自分にとって貴重な体験になる」**と考えれば、必要以上に落ち込んでしまうことはないでしょう。

どうしても苦手な人がいるなら、「なぜ苦手なのかを考えれば、自分という人間がもう少しわかるかもしれない」というスタンスに立ってみる。すると、相手との関係を客観視することができ、苦手意識もうすれていくことでしょう。

ものは言いよう、考えようです。

ほんの少し見方を変えるだけで、苦手なものが得意に、不快なことが快に、不満なことが満足に思えてくるのです。

## 「元気が出ない」ときは「元気な人」に近づいてみる

先に紹介した私の友人はとにかく元気です。大腸ポリープの除去手術を受けるときでさえ、落ち込むことはありませんでした。

しかも、彼のそばにいるとこちらまで元気な気持ちになってくるから不思議です。

彼に影響されて、まずい料理を食べさせられても「これは貴重な体験だ」と笑いがこみあげてきますし、病気で入院することになっても「大手を振って仕事を休めるから、まあいいか」という気になってきます。

もうおわかりでしょう。元気で活力ある人間になりたいなら、疲れ知らずの元気人間に近づき、その影響を受けてしまえばいいのです。

元気人間はとにかく何事もポジティブにとらえますから、近くにいるだけでその思考パターンを学ぶことができます。

また、そういう元気さに触れていると、小さなことにクヨクヨしたり、不満を抱えたりすることが馬鹿らしくなってきますから、自然と心が満足で満たされるようになるのです。

そのとき、注意しなければならないのは、心からプラス人間からの影響を受けようという気になることです。影響を受け入れようという気にならなければ、プラス思考の人と一緒にいても、プラス思考にはなりません。

よく人は周囲に影響されやすいと言われますが、そうとばかりは言えません。

**周囲からの影響を受けるのは、自分で「影響を受けるだろうな」と思っているときなのです。**

たとえば、周囲にまじめな人が多く、その中に尊敬できる人がいれば、その人に近づきたいという思いが働いて影響を受けます。ワルに憧れているなら、ワルっぽい人の影響を受けるでしょう。自分がそうなりたい（影響を受けたい）と思っているからです。

しかし、そういう思いを持っていないなら、それほど影響を受けることはありません。周囲にまじめな人が多かろうと、ワルばかりだろうと、自分の考えたスタイルを通す。

だから、世の中にはどんな場所にも染まらない人がいるのです。その人の脳が、周囲の影響を受けないと決めていれば、周囲からの影響は受けないのです。

私の知り合いに「気」を使って治療を行なう人がいます。彼によれば、一日に何人もの患者を相手にすると、非常に疲れるそうです。

その原因を彼は、患者からの悪い気を受けるからだと、考えていたようなのですが、私はそうは思いませんでした。

そこで、彼にべつの考え方を示してみました。

「あなたは、患者さんの悪い気によって疲れているると思っているかもしれないが、悪い気なんてあなたに来てはいないでしょう。自分で、勝手に悪い気を受け止めているると思っているにすぎないのではありませんか。あなたほどの人なら、悪い気が来てもそれを良い気に変えることができるはずです。だから、患者さんに接すると、体調が悪くなるなんて思わないほうがいいのではありませんか」

彼は、私の考え方に納得したようで、考えを改めたようです。すると、患者を何人治療しても、疲れることがなくなったといいます。

そういうわけですから、周囲にいる元気人間から影響を受けたいときは、「あの人から学ぼう」という気持ちになってみることが大切です。

脳を元気人間に開放し、元気人間が持つプラス思考、ポジティブ思考をみんな受け入れてしまうのです。

そうすれば、重く澱みがちだったあなたの心はスッと軽くなり、疲れた気持ちもどこかへ吹き飛んでしまうはずです。

# 残業しても「疲れ」がたまらない人、たまる人

忙しいとき、疲れているとき、ふと頭を横切るのが「手抜きの誘惑」ではないでしょうか。

ここで少し手を抜けば、その分だけ早く仕上がるし、ラクができる。ラクができれば、体力、知力を回復できるから、その後の仕事に万全でのぞめる。結果的に少し手抜きをしたほうがうまくいくのではないかと、身勝手な屁理屈が頭の中に浮かんできます。

けれども、そうはうまくいかないのが世の常。**手抜きをすると、逆に疲れを強く感じてしまい、あとの仕事にも悪影響を及ぼしやすい**のです。

手抜きが人を疲れやすくするのは、そこに満足感が欠落しているからです。

忙しくても徹夜をしてなんとか間に合わせたなら達成感を感じるでしょう。しか

し、忙しいのがイヤだったり、疲れていてラクをしたいという気持ちから手抜きを行なえば、たとえ時間に間に合ったとしても満足感は生まれません。

むしろ、「手抜き仕事をしてしまった」という後悔の気持ちさえ生まれてしまうでしょう。

当然のことながら、脳が不快な気持ちにさらされ続けますから、ドーパミンが分泌されることもありません。そのため、さして仕事をしていないはずなのに、いつもより疲れを感じてしまうことになるのです。

そんな疲れた気持ちで仕事をすれば、能率も悪くなっていきます。ここでふたたび手抜きの誘惑に駆られると、信用を失うという最悪の結果を招きかねません。

忙しいとき、どれほど疲れていても、安易に手抜きの誘惑に乗ってはいけません。

こんなときは、いままでの仕事を振り返って、肯定的に自分を評価してみることです。「忙しい中、よくやっているじゃないか」「なんだかんだ言いながら、頑張っている」と考えることができれば、脳は満足感を覚えます。

すると、これまでの忙しさもべつの見方ができるようになるはずです。

「いままでもできたのだから、これくらいの忙しさには対応できる」という気持ちにもなれるでしょう。そのように気持ちを切り替えることができれば、それほど疲れを感じることはありません。

忙しさを乗り越えて仕事をやり遂げれば、そこには大きな達成感があり、満足感があります。

それを実感することができれば、あなたの仕事のスキルは一段とレベルアップするはずですし、疲れをためこまない体質に近づくことができるのです。

## 「やらなければならない」と思うと、逆に脳は「サボろうとする」

大きな仕事をまかされたとき、ビッグプロジェクトの一員に選ばれたとき、あるいは自分の得意分野で栄誉ある賞を受けたときなどは、誰しも一段とやる気が高まるに違いありません。

大きなチャンスを目の前にして、「絶対に成功させなければならない」と、悲壮な決意のもと、事にのぞもうとする人も多いのではないでしょうか。

このチャンスを何とかものにしたいという気持ちはわかりますし、チャンスを与えてくれた人を裏切りたくないという気持ちもわかります。

しかし、あまりにもそうした気持ちが強すぎると、かえって逆効果になることもあるということを知っておいてください。

「絶対に成功させねばならない」「ライバル会社に勝たねばならない」といった、**「ねばならない」式思考は、潜在能力の開花をストップしてしまう**危険性があります。なぜなら、「ねばならない」式思考は、脳にとって刺激が強すぎるからです。

脳の細胞は微弱な刺激に対して、敏感に反応します。逆に刺激が強くなると、それについていけなくなってしまいます。細胞が強い刺激から身を守るため、刺激に対して反発する信号を送ることがあるのです。

そのため、「ねばならない」式思考が強すぎると、脳が拒絶反応を起こし、不活性な状態になってしまいます。脳が緊張や不安に支配されるため、思考は硬直化し、運動能力が低下してしまうのです。また、ドーパミンが分泌されにくい状態となりますから、当然、疲れやすくなります。

そもそも、日本人には「ねばならない」式思考は合いません。日本人の文化は、微弱な刺激に反応し、それを繊細な形に表す文化なのです。「ねばならない」式の思考は、その繊細な文化に融合しにくいのです。

日本のスポーツが国際的大舞台に弱いことからも、それは推察できると思います。実力的には相手に勝っている、少なく見積もっても互角であるのに、肝心なところであと一押しがきかず、敗れ去ってしまう。

ガチガチにこわばった選手の表情を見れば、どういう精神状態かは容易に想像できます。期待や満足や心地よさではなく、緊張や不安、萎縮が広がっているのです。もっと簡単に言うなら、楽しむことを忘れてしまった状態です。

かつて、日本のスポーツ界で全盛だった精神論では、楽しんでやることなどもってのほか、鬼の形相でぶつかることこそ勝利の道と考えられてきました。

しかし、スポーツ心理学が発達した現在では、緊張の中にも適度なリラックスがなければ、潜在能力を発揮するのが難しくなることがわかっています。ですから、最近は特攻精神のような悲壮な気合いよりも、試合前にリラックスするメンタルトレーニングが導入されるようになったのです。

しかし、染みついた日本の精神論が完全に払拭されたわけではなく、ともすると悲壮感ただよう精神が鼓舞され、競技者の能力がフリーズしてしまう場面が多々見られます。一世一代の檜舞台でこそ、リラックスできるような指導がなされていれば、日本人選手はもっと活躍できるに違いありません。

それは、仕事でも同様です。「ねばならない」式思考が強く作用すると、脳は思考停止に陥り、自由な発想、柔軟な対応をすることができません。「背水の陣を敷いて不退転の決意で事に相対する」と言えば、日本人の感性からするとよく理解することができますが、それはベストパフォーマンスを引き出す最良の方法ではないことも知っておく必要があるでしょう。

# 3章

# 「絶好調の自分」をつくり出す秘訣

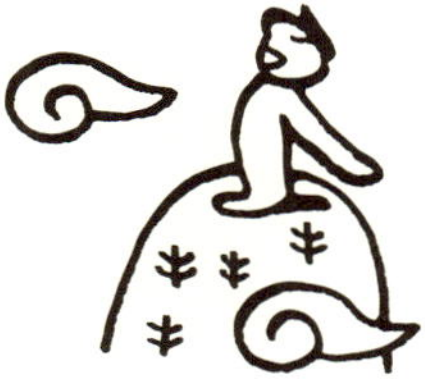

# 「やることなすことツイてる状態」をつくる法

「妙に頭が冴えて、いいアイデアが次々と湧き上がってきた」

「やることなすこと、すべてがうまくいった」

そのような経験をお持ちの方もいるのではないでしょうか。

気がついたら何時間も作業に没頭していたり、疲労感をまったく感じることなく、課題に取り組んでいたり、自分でも信じられない力を発揮することがあります。

ところが、その反対に、まったく集中できない、身が入らない、やる気が起こらないときもあります。やろう、やろうと思っても、体が動かない、頭が働かない。

こうなると、能率は上がらないばかりか、うっかり見落としをしたり、くだらないミスを立て続けにしてしまうものです。自分のダメさ加減にイライラを募らせ、ストレスをためてしまう、といった悪循環の始まりです。

こうした好不調の波は、肉体的・精神的疲労と密接に関わっています。細胞内に疲労物質がたまり、それを排出できない状態になると、脳力も著しく低下してしまいます。何をやってもダメなときは、仕事を切り上げて早く寝てしまい、疲労回復に努めるほうがよほど効率的なのです。

しかし、そうそう自分の都合どおりにいくものではありません。

仕事が山積みで、やらなければならないことが目白押しという人も少なくないでしょう。

そんな人のために、この章では、たまった疲れを振り払い、頭をスッキリさせる方法をお教えします。

ポイントは、やはり脳の満足中枢を刺激し、ドーパミンの湧出をうながし、脳を「快」の状態にすることです。そうすれば、脳は集中とひらめきの脳波である「アルファ波」が優勢な状態となり、脳力がパワーアップします。

本章で紹介するノウハウを自在に使えるようになると、**意図的に絶好調の状態をつくり出すことも夢ではありません。**

## 「頭の中がスッキリしている」——すぐ集中できる「自己暗示」

仕事に集中したいのに、頭の中がモヤモヤして集中することができない。こんな悩みを抱えている人も多いでしょう。机に向かっても、よけいな雑念が湧いてくる。雑念を振り払おうと努力しているうちに、次第に疲労感が増していき、ますます頭の中はモヤモヤしていくのです。

ここで、連続テレビドラマも手がける、ある売れっ子シナリオライターの話をご紹介します。

彼は締め切りが迫っているのに、仕事に集中できないときは、「頭の中がスッキリしている」と何度かつぶやいてからデスクに向かうといいます。そうすると、モヤモヤしていてまとまらなかった考えが次第に整理され、一本の道筋が見つかることもしばしばあるそうです。

「頭の中がスッキリしている」とつぶやく――そんな簡単なことで本当に効果があるのかと思われる方もいるでしょう。

このシナリオライターが行なっているのは、心理学で言うところの自己暗示というものです。「頭の中がスッキリしている」と何度もつぶやくことによって、それを自分自身の思い込みにしているわけです。

脳は、思い込みに強く作用される器官です。ひとたび**「スッキリしている」と思い込めば、脳はその方向に向かって働きます。**そして、そのシグナルを体に送っていくと、本当に頭がスッキリしてくるのです。

人が思い込みに左右されやすいことを端的に示す例があります。みなさんもよくご存じの「プラシーボ（偽薬）効果」です。

ある病気の患者をA、B二つのグループに分け、Aグループには本当の薬を投薬し、Bグループには薬効のまったくない栄養剤を投薬します。もちろん、両方のグループには本物の薬を投薬していると言っておきます。

常識的に考えれば、本物の薬を投薬されているAグループだけが快方に向かうはずですが、実際には偽薬を投与されたBグループからもよくなる人が出てくるのです。投与されている薬が本物だと思い込み（自己暗示にかかる）、脳が本物の薬が効いた状態を実現してしまうわけです。

このように、脳はとてもだまされやすい存在なのです。だまされやすいのなら、脳を上手にだましてしまうのも快適に過ごすコツです。

頭の中がモヤモヤするのは、そこに不安や緊張があるからです。

「失敗したらどうしよう」「実力を発揮できるか」などといった不安を感じれば、否定の意識が働いてしまいます。否定の意識が働くと、満足とはほど遠い状態となりますから、ドーパミンは分泌されません。そのため、疲労物質がたまり、意識も鈍くなっていくのです。

そこで、「頭の中がスッキリしている」と自分自身に思い込ませることが重要なのです。

ポイントは、本当に心の底からスッキリしていると思うこと。ただ、それだけのことですが、驚くほどの効果がありますから、ぜひ試してみてください。

## 「できた」という成功体験を重ねていく

自己暗示を成功させるには、無意識の部分から自分自身を信じることが重要です。こんなことを言うと、「無意識から自分を信じることが難しいんじゃないか。そんなに自分を信じられないよ」と思う人もいるかもしれません。

たしかに、意識の上で「自分は○○ができる」「○○に優れている」と思い込もうとしても、それはなかなか無意識の部分まで届きません。「そんなこと言ったって、ホントにそうか？」と本音の部分で疑心暗鬼になってしまうからです。

では、どうすればいいのでしょうか？　思い込みを無意識の部分にまで浸透させるための効果的な方法は、小さな成功体験を積み重ねることです。

どれほどささやかなものでもいいですから、**「できた」という成功体験を重ねていくと、脳は「やればできる」と思うようになる。**それが積み重なると、「これならできる」という確信に変わっていくのです。

目標を持つことはいいことですが、その目標があまりにも実現することが難しい、遠くにある目標であってもいけません。「本当にできるだろうか」という疑念を払拭することができず、思い込みの効果が十分に発揮されないからです。

そういうときは、目標までの道程に、小さな目標を設けてみるのがおすすめです。

小さな目標をクリアすると、ささやかながらも成功を実感することができます。たとえ小さなものでも成功を収めると、脳からドーパミンが分泌され、「快」の感情が生まれます。こうした体験が積み重なることによって、脳は「信じればできる」と思うようになるのです。

これが、自己暗示を成功させる効果的な手法ですが、自分に「できる」と信じ込ませると同時に、疲労を吹き飛ばし、集中力を持続させることにも効果的です。

仕事をしていて、気が乗らないとき、集中力が持続しないとき、頭の中がモヤッとしていて考えがまとまらないとき、「まず、ここまで終わらせよう」と小さな目標を設定するのです。難しいものではなく、取りかかりやすい目標がいいでしょう。

難易度が高いものは避けたほうが無難です。

小目標を定めたら、それをクリアするべく全力を注ぎます。最初は気が散るかもしれませんが、ともかく無理矢理にでも取り組みます。

そうやって無理にでも目標をクリアすれば、ドーパミンが分泌され、気分がよくなります。自然と、もう少しやろうかという気になるはずです。

次の小目標もクリアすれば、さらに気分はよくなって、いつしか調子があがっていき、集中して仕事に取り組めるようになるのです。そういう状態になれば、疲れを感じることもほとんどありません。

## フィンランド式「健康管理の簡単なコツ」

このところ、健康ブームが続いています。

健康に気を配ることはいいことです。心身ともに健康であることが、毎日の生活に満足をもたらす基本中の基本であることは間違いありません。

しかし、それも度を越すと、たちまち悪影響につながるから注意が必要です。早起きがいいと聞けば朝はかならず六時に起き、過剰な塩分摂取は体に害悪と聞けば塩分を極端に控える。アルコールに害があるとわかれば、酒は飲まない。

このように、理想の健康生活を手に入れようと、我慢に無理を重ねて健康法を続けていると、心身ともにストレスがたまります。これでは、健康になるどころか、体を悪くしてしまうこともあるのです。

「フィンランド症候群」と呼ばれる言葉を聞いたことがありますか？

フィンランドで行なわれた健康調査からわかった皮肉な現実のことですが、過度な健康志向に警鐘を鳴らすエピソードです。

北欧のフィンランドは社会保障がとても行き届いた国として知られていますが、国家は国民一人ひとりの健康管理にも目を配っています。その一環として、五〇代以上の管理職六〇〇人を対象に、一〇年間にわたってある調査を行ないました。

この調査では、対象を二つのグループに分けています。一つのグループでは、徹底した健康管理を行ないました。定期的にセミナーを開き、そこで「向こう一〇年間を健康でいられるために」と、健康管理のハウツーを教えたのです。

その内容はというと、たしかに理想的なものです。早寝早起きを習慣づけ、適度な運動を心がける。食事では脂っこいもの、甘いものは避け、アルコールもできるだけ飲まない。もちろん、禁煙は絶対です。これらを守るよう呼びかけたのです。

もう一方のグループは、まったく健康管理を行ないませんでした。喫煙、飲酒、食事について何ら制限はなく、個人の選択にまかせて好きなようにしてもらったのです。

そして、毎年二つのグループの健康診断を行なったところ、その結果は国を愕然とさせるものでした。

健康管理に留意しているグループのメンバーのほうが健康ではなかったのです。消化器系疾患が非常に多く、循環器系疾患、内分泌系疾患も多かった。かたや健康管理に留意していない人たちの多くは、健康体だったのです。

調査を行なったフィンランドとしては困った結果となってしまいましたが、この実験の示唆するものをよく考えなければなりません。

この実験によってわかったのは、**健康についてあまりに気にしすぎると、かえって健康を損ないやすい**ということです。あまりに健康に気を遣わないのは問題ですが、それよりも厳格に健康管理をしすぎるほうがもっと問題なのです。

なぜ、厳格な健康管理はかえって体に悪いのか？　それは、脳の満足・不満足とドーパミンの分泌が大きく関係しています。

健康管理を気にしすぎると、嫌なことでもやらなくてはなりません。健康法を実践することは義務であり、その義務を怠ることは「悪」だからです。

しかし、嫌なことを無理してやっても、満足感は得られません。満足感を得られなければドーパミンの分泌は少なく、細胞に疲労物質が蓄積されていくことになります。その結果、細胞の機能が低下し、さまざまな疾患を引き起こしたと考えられるのです。

誤解がないように言っておきますが、健康法がムダだと言いたいわけではありません。満足なき健康法はかえって危険を誘発する可能性があると言いたいのです。

たとえば、白飯ではなく、五穀米や十穀米、あるいは玄米を食べる健康法がありますが、実践している人が五穀米、十穀米、玄米をおいしいと感じ、気持ちのいいものとして実行しているのならいいのです。

しかし、おいしくないと感じているにもかかわらず、健康のためだと苦行のようにこうした食事を続けていると、疲労をため込み、結果的に体に悪影響を及ぼしかねません。

無理は禁物。嫌だと思うことを無理強いすることは、心身のバランスを悪化させる原因になることを知りましょう。ほどほど、気楽にやることが大切です。

## さぁ、頭の中を「アルファ波」で満たしてみよう！

ある経営者の奥さんに聞いた話ですが、ご主人が重大な決断をしようとしているときはすぐにわかるといいます。

ご主人は会社のことを家庭に持ち込むタイプではありません。奥さんも特に聞いたりしませんから、会社の情報を奥さんが知る機会はありません。にもかかわらず、ご主人が何かしようとしているときは、それが如実にわかるというのです。

奥さんが言うには、ご主人が思案するときは書に没頭するそうです。

もともと書道が趣味で、ことあるごとに書を書いていましたが、重大案件について考えをめぐらせているときは、何時間も、それこそ寝食を忘れて一心不乱に文字を書き続けているといいます。その姿を見て、「ああ、いま重大な決断をしようとしているのだな」とわかるのだそうです。

奥さんの観察眼おそるべしというところですが、この経営者の行動は、脳の使い方からみると、非常に理にかなっていると言えます。

ご本人が意識しているのかどうかはわかりませんが、人は好きなことに没頭しているときには強い満足感を覚えてドーパミンが分泌され、アルファ波が優勢な状態になります。頭の中はクリアになり、ものを考えやすい状態、それもいいアイデアや方策を思いつきやすい状態になっているのです。

おそらく、この経営者は体験的に考えがまとまりやすい、いい考えが湧きやすいことを感じていて、考え事をするときに書に没頭しているのでしょう。

このように、趣味に没頭している人の頭の中は満足感に満たされ、良好なコンディションになっています。だとすれば、いいアイデアを得たいときや、何かを決断しなければならないときは、まず、趣味に没頭してみるのもいいということ。

最悪なのは、ダラダラと時間を過ごすことです。考えをまとめなければならないとき、アイデアやプランを出さなければならないとき、デスクの前に座って悶々としていてもいい考えは浮かんできません。また、ダラダラとテレビなどを観ていても有益な思考は得られないでしょう。

そういうときにこそ、あえて趣味の世界に浸り込んでみるのです。考える作業から逃避するように思えるかもしれませんが、気になっている問題はつねに頭の片隅にとどまっています。

趣味の世界に集中して脳がアルファ波が優勢な状態になれば、無意識の中にしまわれている記憶のストックと気になっている問題が結びつき、突然天からの啓示のようにグッドアイデアがひらめくことがあるのです。

ちなみに、没頭する趣味はどんなものでもかまいません。他人から見ると、どうしてあんなことに夢中になっているのだろうと不思議な目で見られても、本人の脳が満足を覚えればそれでいいのです。

頭を活性化し、クリアな状態でものを考えたいと思っているのなら、趣味を大切にしてください。あなたの脳を満足感で浸す、あなたの趣味こそ、あなたが力を発揮する源泉になるかもしれないのですから。

## 脳の疲れがスッキリ取れる「目元プッシュ」

長時間仕事を続けていると、次第に疲れがたまってきて頭が働かなくなることもあるでしょう。そんなときは、ちょっと休憩をして気分を変えるのが一番いいのですが、いつも休憩がとれるとは限りません。

締め切り時間が迫っているとき、決められた休憩時間しか休息をとれない場合など、「ちょっと一休み」とは言いにくい状況もあると思います。

そんなときは、その場で伸びをして背筋をピンと伸ばしてみましょう。上に手を伸ばし、グッと筋肉を緊張させて、一気にリラックスさせる。これを何度か繰り返すと、気持ちがスッキリとするはずです。

また、伸びは全身の血流がよくなり、姿勢もよくなることから、ゆったりとした呼吸をするようになります。それが身体的にさらなる心地よさと精神的な満足感をもたらし、ドーパミンの分泌をうながすのです。そのため、伸びをすれば、一時的に疲労感を軽減することができます。

しかし、ときには伸びさえできない状況に遭遇するかもしれません。

大急ぎでやらなければならない作業の最中に、「アアーッ」と伸びでもしようものなら、やる気がないのかと、あらぬ疑いをかけられるかもしれません。

こんなときは、伸びをする代わりに、指で目元を押さえてみるのがおすすめです。たったこれだけのことで、頭がクリアになってくるので、ぜひ一度お試しを。

目元を押さえるのがいいのは、この周囲に東洋医学でいうところのツボが集中しているからです。ツボを押せば、たいてい気持ちよくなります。

目元にはツボが多いので適当に押しても何かのツボに当たりますし、また多くのツボを刺激することができます。そのため、**目元をグッと押さえると気持ちよくなって頭がスッキリとする**のです。

伸びでも、目元押さえでも、その効果をより高めたいなら、動作を行なって心地よさを実感したら、「ああ、気持ちよかった」と心の中で思ってください。すると、満足感がより強固なものになり、脳はいっそう活性化されることでしょう。

## 疲れが取れる「テキパキ仕事術」とは？

誰でも、好不調の波はあります。ときには、どうしても気が乗らないときもあるでしょう。そんなときは、とにかくまず目の前の仕事に取り組んでみることです。

それも、できるだけ忙しそうに、テキパキと仕事をこなすことを意識してやると、次第に気持ちが乗ってきて、調子がよくなっていきます。

どうして、テキパキと作業をこなすと、調子がよくなるのでしょうか？

**脳は、環境に非常にうまく順応して働く性質を持っています。**そのため、脳は、気分的には嫌な環境であっても、その環境に合わせて働こうとします。その過程で、脳は嫌な感覚が薄れるように働きかけるのです。

みなさんが新入社員のころを思い出してみてください。はじめのうちは、「この仕事に意味はあるのかな」、「どうもイメージと違うな」などと思いながら研修を受けた人もいることでしょう。

しかし、実務を続けていくうちに、心境はどんどん変化していきます。次々に新しいことを覚えていかなければならないため、「この仕事に意味はあるのか」などと思っていては先に進めないからです。

そうこうしているうちに、最初は嫌だと思っていた仕事にも順応していきます。これが、嫌な感覚が薄れ、むしろやりがいさえ感じるようになることもあります。

脳の環境順応性の成せるワザです。

気乗りがしない、嫌だなと感じるときは、この脳の環境順応性を利用するのです。テキパキとどんどん作業をこなしていけば、嫌だ、つまらないという思いが浮かんでくる余裕はありません。そのうち、脳は環境に順応していきます。

慣れてくれば、一段落するたびに満足もともないはじめるでしょう。満足を感じるようになれば、もうその仕事に対して気が乗らないとは思っていないはずです。意外な楽しさを発見し、面白いと思うようになっているかもしれません。

たくさんの仕事を引き受けたり、制限時間を設けるといった方法で、ときには自分を追い込むことも必要でしょう。

## 「頭のモヤモヤ」をきれいサッパリ晴らすコツ

心のモヤモヤを吹き飛ばすには、スポーツで思い切り汗を流すことも有効です。

なんと単純なことだろうと思われるかもしれませんが、心理学的にみても、これは非常に有効な方法と言えます。

なぜ、運動をすることによって、気持ちがスッキリするのでしょうか？　それは、精神的抑圧エネルギーを解消することができるからです。

仕事や勉強でプレッシャーを感じていると、そこに「心のしこり」――精神的抑圧エネルギーがたまりやすくなります。

精神的抑圧エネルギーがたまった状態は、心が鬱屈していますから、不満や疲労が蓄積されていきます。そのため仕事や勉強への意欲も出ないし、自由な発想もできなくなってしまいます。

そこで、**激しく体を動かして、精神的抑圧エネルギーを肉体的エネルギーとして放出してしまう**のです。

精神的抑圧エネルギーは、体を動かすことによって、肉体的エネルギーに転化しやすい傾向があります。激しい動きほど、放出される抑圧エネルギーの量は多いようで、たとえば、サッカーやバスケットボールなどのスポーツを行なうというのは、精神的抑圧エネルギーの放出という点で理にかなった行為だと言えましょう。

みなさんも、知らずしらずのうちに精神的抑圧エネルギーを肉体的エネルギーとして放出しているはずです。

たとえば、むしゃくしゃしたときに、何か物を投げつけたり、壁をたたいてみたり、大声をあげたり、川に石を投げ込んだりしたことはないでしょうか。

それはまさしく精神的抑圧エネルギーを肉体的エネルギーに転化する行為です。肉体的エネルギーへの転化と言っても、その行為自体の動きが小さいものであるとすべて転化しきれず、不満やイライラが少し残ります。それでも、幾分胸がスーッとする経験もしていることでしょう。

激しく体を動かすことが、モヤモヤやイライラの解消につながることを知っていれば、イライラする日はスポーツジムに寄ってから帰宅するという選択もできるでしょう。私はエアロビクスなどの有酸素運動をすすめていますが、好きなスポーツがあればそれでもかまいません。

思い切り声を出し、汗を流して、精神的抑圧エネルギーを放出してしまいましょう。肉体的疲労を感じることもあるかもしれませんが、精神的抑圧エネルギーを放出してしまえば、心も体も驚くほど軽く感じられるはずです。

## 散歩には、頭の中を整理する効果がある

仕事が行き詰まってしまったとき、みなさんはどうしていますか?

私の場合は、迷わず散歩に出かけます。机の前に座ってパソコンをにらんでいても、いっこうにいい考えが浮かんでこない。そんなときは、とりあえず考えることをやめ、ぶらりと外へ出て行くのです。

そうすると、あれほど堂々巡りをして絡み合っていた思考がパラパラとほどけ、懸案だった課題を解決する糸口が見つかった経験は一度や二度ではありません。それほど**散歩には、頭の中を整理する効果がある**のです。

仕事に行き詰まり、いくら考えても先に進めない状況に陥っているときは、脳が

疲労し、心と体が不必要に緊張しているものです。散歩は疲れた脳の気分を一新して、そうした緊張をほどいてくれるとともに、脳に新たな刺激を送り込み、再び集中力を取り戻してくれるのです。

ここで重要なのは、できるだけ仕事や課題について考えないことです。

散歩でいいアイデアや着想を得ることが多いと言っておきながら、矛盾しているようですが、せっかく気分転換のために散歩に出ても、依然として仕事や課題を意識していたのでは脳がリラックスと集中の状態になりません。ですから、何も考えずに散歩することが大切なのです。

とは言っても、何も考えずに散歩するのは意外に難しいもの。そこで私がおすすめするのが、路上観察です。

散歩をしながら道端を観察していくと、いろいろなものがふだんと違って見えてくることに気づくはずです。

「ここには、こんな花が咲いていたのか。なかなかきれいだな」「今日の夕焼けはなんてきれいなんだろう」「あんな形をした雲を見たのは、いつ以来だろう」などと、今まで気づかなかったことが目に飛び込んできます。

それは、気持ちのいいものであり、自然に満足感に浸ることができます。脳からはドーパミンが分泌され、疲労が解消されるとともに、脳はリラックスと集中の状態、つまりアルファ波が優勢になっていきます。ふと、いいアイデアがひらめくのは、このようなときなのです。

机の前に座って悶々としていても、頭は行き詰まってしまうだけです。思い切って外に飛び出し、新鮮な空気を吸い込んでみませんか。

## 疲れが少ない人の「自己肯定イメージ」

アナウンサーや俳優など、人前に出る職業の人たちがよく行なっているのは、鏡に自分を映し、感じよく見える表情を研究することだといいます。

先日もあるテレビ番組で、女性のタレントさんが「毎朝、鏡を見て、かわいいとニヤけています」と言っていました。司会の芸人さんに「アホか!」と突っ込まれていましたが、脳の機能からしてみれば、彼女の行動は非常に意味のあるものです。

鏡を見て、自分はなんてかわいいのだろう、なんとカッコいいのだろうと思うのはナルシストのように感じられるかもしれません。

しかし、**自分を肯定的に見るという行為は、脳を活性化するうえで極めて効果があると言えます。**

自分をかわいい、カッコいいと思える人は、たいてい疲れ知らずで行動的です。それは、自分を肯定的に見ることによって脳に満足を与えているからなのです。

自分に満足していれば、自信もつきますし、物怖じすることもありません。その結果、いろいろなものにチャレンジして、それだけ多くのチャンスに巡り合うことにもつながっていきます。

これほどいいことずくめなのですから、真似しない手はありません。自分自身を思いきりほめる習慣をつけましょう。

ほめるのは、なにも容姿だけとはかぎりません。仕事や才能、幸運な出来事……

なんだっていいのです。

「オレって、この分野の才能があるかも」「わたしはついている。ラッキーガールだわ」などと、肯定的に見ることができるものなら、何でもほめてみてください。

するると、体の内側からジワジワとうれしさがこみ上げてくることでしょう。そして、なんだか力が湧いてきたように感じられるはずです。疲れなんて、もうどこにもないことに気がつくことでしょう。

一般的に、日本人は謙虚であることを美徳と考えるものです。私もそう考えている人間の一人です。ですが、謙虚であることと卑屈であることは違います。他人にこれみよがしに自分のいいところを吹聴して回るのは考えものですが、自分だけで勝手に思っているなら傲慢にはなりません。

それよりも、「自分は人より劣っている」「至らない点がたくさんあって、どうしようもない」などと卑屈な自分像を描いているほうが問題です。

**自分を至らない人間だと思っていると、脳はその思いどおりに人物像をつくりあげていきます。**そうなると、チャンスに巡り合っても、自分に対する自信のなさから萎縮し、ふだん通りの実力を発揮することができません。さらに自分はダメだというイメージがふくらみ、本当に肝心なところで何もできない人間になってしまいかねません。

人間には誰にでも至らないところの一つや二つはあるのが当たり前です。それを拡大解釈して、あらゆる面でダメだと思う必要はないのです。

ダメなところがあるように、誰でもいいところを持っています。ダメな部分ではなく、そのいい部分を見てほめてあげてください。それが脳に活力を与えることになるのです。

## 「人の成功を喜べる人」は、自分も「成功の波に乗れる」

「人を呪わば穴二つ」ということわざがあります。

他人に害を与えようとすると、自分にも害が及ぶことを覚悟しなければならないという意味です。その昔、加持祈祷を生業としていた陰陽師は、人に呪術をかけるときに、呪い返しにあうことを覚悟して墓穴を二つ掘ったことに由来すると言われています。

これは人に害を及ぼしたり、恨んだりすることをいましめる言葉ですが、**脳の機能からみても他人にマイナス感情を持つのはマイナスです。**脳の活力を失い、疲れる毎日を送る原因となってしまうからです。

成功している人を見て、羨ましく思うのは、ある意味で仕方ありません。自分にないものを持っている人に対して悔しい気持ちを抱くこともあるでしょう。

しかし、問題はそこから先です。

自分よりうまくいっている人に対して、「失敗しろ」とおとしめる気持ちを抱いたり、「どうせ陰では、ロクなことをしていないんじゃないの」と妬みの気持ちを抱いたりすると、それはまさしく「人を呪わば穴二つ」で、相手に対して抱いたマイナス感情が自分にもはね返ってくることになります。

マイナス感情は、心の奥底に不満として鬱積されていきます。

相手がミスをすればうれしい気持ちが湧き上がって来るでしょうが、それは本当の満足ではありませんし、鬱積した不満を解消することにもなりません。

なぜなら、相手が失敗したからといって、自分が成功したわけではないからです。相変わらず不満は蓄積され続け、心の疲労が顕著になっていきます。

これは脳が不活性の状態ですから、気分もスッキリしませんし、いい考えも浮かんできません。集中力も持続せず、何をやっても中途半端になってしまいます。このような状況が続けば、自分の墓穴も掘らなければいけなくなるかもしれません。

脳のパワーを上げるなら、他人に妬みの感情など抱かず、共感する能力を高めるべきでしょう。


**他人の成功に共感し、自分のことのように喜ぶことができれば、満足の感情がドーパミンを誘発し、脳は活性化します。**


共感は、脳波の共鳴現象の一つではないかと私は考えています。

「気が合う」とか「あうんの呼吸」と言われるものも、脳波の共鳴現象ととらえると、合理的に説明することができます。脳波がひとたび共鳴するなら、何も話さずとも考えや感情などが相手に伝わると考えられるのです。

脳波の共鳴現象については、私は興味深い実験データを持っています。たいへん腕がいいと評判の鍼灸師とはりを打ってもらう患者さんの脳波を同時に計測したときのことです。

鍼灸師の脳波にアルファ波が現れ始めると、患者さんの脳波もアルファ波になっていったのです。つまり、脳波の同調現象が認められたということです。

何人かの患者さんを計測しましたが、中には同調現象が現れない人もいました。そこで興味深いのは、同調現象が起こった患者さんのほうが治療効果が大きいということです。同じような症状の患者さんでも、同調現象が起こった患者さんのほうが治りが早いのです。

これを私なりに解釈すると、次のようになります。

患者さんが鍼灸師を心から信頼していると、鍼灸師の脳波と共鳴し、同調現象が起こります。脳波はアルファ波になりますから、脳が活性化され、ドーパミンをはじめとして、さまざまなホルモンが分泌され、患部の治癒を早めたのではないでしょうか。

ここでポイントとなるのは、信頼と共鳴です。相手に全幅の信頼を置いたとき、共鳴現象が起きる。

これを日常現象に置き換えるならば、相手に信頼を寄せ、その成功に共感すると、相手の脳波と共鳴しやすくなるということができます。

成功を収めた相手と共鳴するなら、自分の脳も成功者と同じように活性化するはずです。簡単に言えば、**人の成功を喜ぶことができる人は、成功者のパワーを分けてもらえる**ということです。

友人の成功に心から「おめでとう」を言える——あなたの脳がもう一段パワーアップできるかどうかは、そこにかかっています。

# 4章

# この習慣で、毎日「気持ち」がどんどんラクになる！

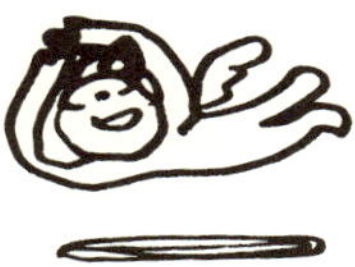

# ガチガチに固まった心と体を「ふっとラクにする」法

大事な仕事の前や人前で何かをしなければならないとき、緊張して気持ちが押し潰されそうになった経験をお持ちの方は少なくないでしょう。

数々の大舞台を経験した人であっても、ここ一番という場面では、緊張で体が縛られることは珍しいことではありません。

緊張や焦りに支配されると、アドレナリンやノルアドレナリンという物質が分泌され、体が重く感じられます。疲労物質もなかなか排出されなくなりますから、強い疲労感を覚えることもあります。

さらに、正常な思考が働かなくなり、頭の中が真っ白になったり、ふだんなら注意していることをすっかり忘れてケアレスミスを連発したりするのです。

ただし、不安や緊張が極度に高まるとアドレナリンやノルアドレナリンの分泌が極端に高まって、いまの状況から逃れたいという意識が強く働き、驚異的な力を発揮することがあります。いわゆる「火事場の馬鹿力」というやつで、ふだんでは考えられないようなことをやってのけることもあります。

しかし、これは瞬間的な爆発力であって、持続するものではありませんし、脳の機能は低下しますから、マイナス効果のほうがやはり大きいと言えます。極度に緊張した状況で大ホームランをかっ飛ばしたとしても、次も同じようにいくとはかぎらないのです。

緊張や焦り、不安、恐怖などを感じたときに、頭や体の働きを活発にするためには、ドーパミンの分泌をうながす必要があります。疲労を回復させるホルモンであるドーパミンが、いざというときに力を発揮できる状態を保つカギになるのです。

そこで、この章では**緊張する場面や苦しい状況の中で、気持ちをラクにし、頭と体を活性化させる方法**をご紹介しましょう。

成果主義や競争原理が一般的になってしまった現代では、私たちはつねに強いストレスにさらされ、何かに追い立てられるかのような圧迫感を感じています。そうしたストレスや圧迫感に取り込まれるほど、思考も動作も硬直化していきます。それを防ぐためにも、もっと意識的に気持ちをリラックスさせる必要があるのです。

## 「楽しかったことリスト」をつくろう

どんなに頑張っても、気持ちがカラ回りして、うまくいかないことがあります。「スランプ」です。

私はこれまで多くのスポーツ選手に対してメンタル的なサポートをしてきましたが、その経験から言えることは、**スランプに陥ったときほど、「自分がもっとも調子の良かったときのことを思い出す」ほうがいい**ということです。

実際、多くのスポーツ選手が、自分が絶好調だったときの映像を繰り返し見ることによって、スランプを脱出していきました。

これについて、メジャーリーグで活躍するイチロー選手が、あるインタビューの中でとても興味深い発言をしていました。

多くの選手が、調子の良いときのバッティングフォームと現在を比べて、どこがおかしいのかをチェックすることに対して、イチロー選手はこう言ったのです。

「フォームのチェックをするのはもちろんのことですが、**調子が良いときの雰囲気や感覚を思い出す**ために過去の映像を見ます」

この発言を聞いて、私は「さすがに超一流と呼ばれる選手は、本質をよくつかんでいるな」と感心したことを覚えています。イチロー選手が言う雰囲気や感覚を取り戻すというのは、脳の機能から見るとまさに正鵠《せいこく》を射ているのです。

調子がいいときは、バッテリーの配球がよくわかり、ボールがよく見え、それに対する体の反応もスムーズです。言うなれば、頭のコンピュータはさえ、体の筋肉の反射が高まっている状態です。このようなとき、たいていドーパミンが分泌され、脳はアルファ波が優勢な状態になっています。

それに対して、不調なときは、頭のコンピュータはうまく働かず、バッテリーの勝負球を読むことができません。また、筋肉の反応も鈍く、思ったように体が動かない状態になっています。アドレナリンやノルアドレナリンが分泌され、脳が不活性状態になってしまっているのです。

このような不調状態から抜け出すには、技術的な練習も大切ですが、メンタルな部分の調整も重要です。そのために、イチロー選手は好調時の感覚を思い出そうとしているのです。

好調時の感覚――「ここは打てそうだ」という期待感、見事打ち返したときの満足感や爽快感など――を呼び起こすことでドーパミンの分泌をうながして、脳と体の不活性状態を活性状態に切り替えようとしているのです。

このことからわかるように、緊張や不快感などによって頭が働かず、体が動かないようなときは、過去の成功体験を思い出すことが効果的です。それによって、脳と体を活性化するスイッチが入り、自信ややる気を取り戻すことができます。もちろん、不調時の疲れやすさも解消することができるのです。

このテクニックはさまざまな場面で応用可能です。たとえば、目の前に立つだけで緊張や萎縮を強いられる苦手な人と話をするときは、以前その人となごやかに談笑した場面を思い出してみます。

そうすると、アドレナリンやノルアドレナリンの分泌が抑えられ、精神的に余裕が出てきます。精神的に余裕が出てくれば、「そんなに怖い人ではないかもしれない」と考えるゆとりが出てきて、緊張や萎縮が解けていくのです。

大勢の人の前で話をしなければならないときは、自分の話に人が喜んでくれたときのことを思い出すのです。そのときのうれしい気持ちがよみがえってきたらしめたもの。緊張や精神的疲労が驚くほど小さくなっていることに気づくでしょう。

## 「大失敗以外はすべて成功」と考えてみる

「自分には成功体験なんてない」と言う人がいるかもしれません。

でも、成功体験のない人なんていないと断言できます。

どんな人でも、何かをうまくやった成功体験を持っているものです。多くの人が、それに気づいていないだけのことです。

あるいは、他人から見れば明らかな成功体験なのに、自分では成功体験と評価をしていないと言うこともできるでしょう。

成功体験がないとこぼす人は、少し自分の人生を肯定的に振り返ってみるといいでしょう。そうすれば、成功体験、楽しい体験が思い浮かんでくるはずです。どんなことだって、ちょっと誇らしいと感じるものなら成功体験になるのです。

たとえば、子どものころ、かけっこで一等賞をとったことはないでしょうか。先生にほめられたことでもかまいません。

あるいは、苦労したレポートをうるさい上司が無言で受け入れてくれたという体験だって、立派な成功体験のひとつです。

他人から見るとそれほど大したことではなくても、その人にとっては成功体験と言えればいいのです。自分なりに努力した結果が、世間的には月並みであれ、「よく頑張った」「苦手な分野なのに、やり遂げた」などと思えるなら、それは立派な成功体験と言えるでしょう。

どうでしょうか？　このような成功体験なら、誰でもいくつかはあるのではないでしょうか？

人が羨むような眩《まばゆ》いものでなくてかまわないのです。自分の気持ちがニヤッとすれば、それは成功体験と言えるのですから。

それでも、どうしても成功体験を思いつかないというなら、究極の手段です。他人の成功体験を借りてしまいましょう。

周囲を見回してみると、何かしらうまくいった人がいるはずです。部署でナンバー1の営業成績をあげた人、自分の提案が採用され、評価をされた人など、「いいなあ、羨ましいなあ」とつい思ってしまう人たちです。

そうした身近なヒーロー、ヒロインの成功イメージを自分の姿に置き換え、イメージしてみるのです。

要は、**人の喜んでいる姿をわが身に置き換える**ということ。

人の喜んでいるさまを気持ちいいものと思えば、その喜びはわが身に簡単に受け入れられます。他人の成功体験であれ、成功体験をイメージすること自体が、意識を肯定の方向に向けるのです。

「やってみよう」「やりようによっては、うまくいくはずだ」と思えるようになるなら、それまで無理と思えていたことでも、チャレンジするようになるでしょう。そして気がつけば、自らの成功体験をいくつも持つ身になっているのです。

## 失敗をしても「疲れを引きずらない」コツ

どんなに用意周到に準備をしても、失敗することはあります。「失敗は成功の母」と言われるように、失敗なくして成功することはありません。

問題は失敗するかしないかではなく、失敗したときどうするかなのです。失敗に対して、どのようなスタンスをとるか。それによって、その失敗は「生きた失敗」にもなりますし、「致命的なダメージ」にもなるのです。

失敗すると、誰でも「なんで、こんなことをしたんだ」「自分があんなミスをするなんて」と、頭がカッカとしてくるものです。「こんちくしょう」と、悔しさをどこかに叩きつけたくもなるでしょう。

犯した失敗に対して、悔しがったり、憤ったりするのは、人間だからしかたありません。否定的な感情に身を委ねたところで何も生まれませんが、一時的に悔しさや憤りに脳が支配されることもあります。

また、そうしたマイナスの感情を持つことも重要です。マイナスの感情があるからこそ、プラスの感情も出てくるからです。

重要なのは、**「失敗を深追いしすぎない」**ということです。失敗を深追いするというのは、失敗にいつまでもこだわること。失敗についていつまでもこだわっていると、心は重くなるばかりで、思考の機能も低下してしまいます。

失敗したことに対する不満がつねにつきまとうと、満足感がないのでドーパミンが分泌されず、疲れもためこまれるばかりです。これでは、失敗を挽回するためのエネルギーも生まれないし、戦略も立てられません。

一流のプロスポーツ選手は、例外なく失敗への対処法に秀でています。たとえば、世界ナンバー1のプロゴルファー、タイガー・ウッズは、失敗したとき三秒で忘れると言っています。失敗にこだわっていると、思考が硬直化し、筋肉の反応が鈍くなることを知っているのです。

また、かの長嶋茂雄氏は、試合後にエラーについて聞かれると、「えっ、そんなエラーしましたっけ？」とエラーしたこと自体、忘れていたという逸話があります。なんとも長嶋氏らしいエピソードですが、脳の活性化をはかり、エネルギー切れを起こさないという面から見ると、長嶋氏は失敗への対処法の達人と言うことができます。

失敗にいつまでもこだわってしまうのは、まじめな人が多いようです。次に同じ失敗を繰り返さないためにも、しっかり原因を追及して反省しなければと考え、いつまでたっても失敗の影を引きずってしまうのです。

そういう人は、少々いい加減なくらいでいいのではないでしょうか。反省は必要なことですが、それも度を越すと否定的な意識が優勢となってしまい、身体的にも思考的にも不活性の状態になってしまいます。それが新たな失敗を誘発することにもなりかねません。

ですから、失敗をしてカッとしても、それを深追いするようなことはせず、すぐに気持ちを切り替えることが大切です。ある意味で無責任さ、いい加減さが心をラクに保ってくれるのです。

## 意外な気分転換法――「現在を過去形で話してみる」

人はそれほど強くはありません。順風満帆にいっているときは、気持ちにも余裕があり、何をするにも力がみなぎるように感じられるものです。

しかし、うまく回っていた歯車が逆回転しはじめると、精神的に追い詰められ、ちょっとしたことにもすぐに強い疲労を感じるようになります。

それが人間というものです。だからこそ、ちょっとした工夫が必要なのです。

私の知り合いのデザイナーは、若いころにだいぶ苦労したようです。デザインの専門学校を卒業した後、デザイン事務所に就職した彼は、仕事をある程度覚えると、まだ二〇代半ばのうちに事務所を辞めて独立しました。

しかし、意気揚々と自分の事務所を立ち上げてみたものの、仕事はなく、わずかばかりの蓄えもすぐに底をついたそうです。事務所と住居を兼ねている部屋代を支払うと、手元に残るのはわずかばかり。食費も切り詰めましたが、それでもお金がたりない。とうとう打ち合わせの場所に行く電車賃も節約せざるをえなくなり、基本的に都内の移動は徒歩か自転車で行っていたと言います。

「それでも、あまり悲愴な気分になりませんでしたね」とデザイナー氏は言います。

「待ち合わせの場所まで、長い距離をテクテク歩いていると、自分は以前観ていた青春ドラマの主人公のようじゃないかなんて思っていました。その主人公も貧乏でしたが、いつも明るさを失わず、前向きに生きていたんです。自分で、自分の貧乏青春ドラマを観ているような感覚でしたから、ちょっと他人事《ひとごと》のようで、あまりつらさは感じませんでした」

そんな彼も現在では仕事が軌道に乗り、忙しい毎日を送っています。しかし、仕事が無く、お金が無い時代に、心折れることなく、耐え続けることができたのは、テレビドラマの主人公に自分を重ね合わせたからでしょう。

言葉を換えれば、それは「自分を客観視する」ということでもあります。

自分自身を第三者的立場に見立てて眺めてみると、現在置かれている境遇や状況が仮のもののように思えてきます。**いま苦労しているのは自分の人生というドラマを面白くするエピソードのひとつ。**これを乗り越えれば、ハッピーエンドが待っている。そんな気になってくるのです。

ある政治家は、自分の身に降りかかる苦労は、後で人に面白い話をするための材料になると思えば、苦しくもなんともないと述べていました。これも、ある意味で自分を客観視する行動のひとつでしょう。

苦しい状況をまともに捉えてしまっては、脳を否定的な方向に向かわせるだけです。物事を悪いほうにばかり考えてしまい、自分で自分の心を重くしてしまいます。もちろん、満足感に満たされることもありません。

しかし、自分を客観視してドラマの主人公になぞらえたり、ある物語の途上にあると思えば、苦しさを正面から受け止めることなく、他人事のように受け流すことができるのです。

さらに、ドラマや物語には続きがありますから、この先の展開に期待することもできます。脳は否定的な方向よりも、むしろ前向きな方向に活性化しやすいのです。苦労を苦労と感じない、厳しい状況になるほどワクワクする——自分を客観視してみると、心の重石がとれて、そんな気分になれるかもしれません。

## この小さな一歩が「心の大満足」を生む!

日本人はとにかく試練が好きです。というより試練を乗り越える物語が好きです。昔から、人の上に立つ指導者が決まって言う言葉があります。それは、「こんなことで満足していたなら、大成はしない」ということです。

たしかに、小さなことに満足して、そこから努力を放棄してしまえば、さらなる成長を望むことはできないでしょう。低いレベルに満足することなく、高いレベルに向けて頑張るから、大きな成功を得られるというのも、ある面では真理です。

しかし、**脳の仕組みから考えると、「小さな進歩に満足してはいけない」は間違い**です。これまで繰り返し述べてきたように、満足を感じなければ、脳は活性化しないからです。

学生時代を思い出してみてください。

前のテストでいい点を取った教科と、なかなかいい点が取れない教科では、どちらの勉強に身が入ったでしょうか。

おそらく多くの人は、いい点を取った教科のほうに勉強のしがいを感じたことでしょう。それは、いい点を取ったという満足が快体験として記憶の中に残り、もう一度その満足を味わいたいと脳が望むからです。

そうやって好きになった教科は勉強することが苦にならなくなり、さらにいい点が取れるという好循環をもたらします。

逆に、赤点を取った教科は不快感がインプットされているために、どうしても勉強に身が入りません。そのため、ますます成績が落ちていくという悪循環に陥りやすいのです。

好きでやる仕事と、仕方なくやる仕事では、どちらがいい成果をあげるかは火を見るよりも明らかでしょう。

「好きこそものの上手なれ」というように、好きなら一生懸命やりますし、力も入ります。また疲れを感じにくいですから、長時間集中して取り組むこともできます。

つまり、いい仕事をしたければ、その仕事を好きになるのがもっとも効果的だということです。仕事を好きになるためには、その仕事でいかに満足感を得たかが重要になってきます。たとえ小さなことでも満足感がインプットされていれば、好きになりやすいのです。

だから、私なら「小さな進歩で満足するな」とは言いません。

**「どんな小さなことでもいいから、何かうまくいったら心から満足感に浸りなさい」**と言います。

「そんなことで満足していたら大成しない」ではなく、「小さな満足を積み上げていくことこそ、大成への近道」です。

大事なのは、わずかでも進歩しようとし、進歩することができたら、その進歩を認め、満足することです。「われながらよくやった」と自分をほめてあげましょう。

こうした小さな満足感をためていき、いつでもイメージできるようになれば、心はリラックスし、軽くなっていくはずです。そうなれば、ますますやる気と意欲が湧き出てくるのです。

## 「期待ホルモン」が出れば、心が自然とワクワクする！

先日、インターネットのあるブログを読んで感心しました。ブログ作者が友人の子ども（小学校三年生）とカードゲームをやっていたところ、その子どもが「どうせやっても僕が負けるに決まっているよ」と言い出したそうです。

「どうせ」という言葉は、何か物事を行なう前に自分で結果を決めつけ、勝負を投げてしまうときに使います。

ブログ作者は、この若さで自分の可能性に限界を引き始めたことに驚きつつ、強引にカードゲームを続けます。子どもに自分で限界を決めてしまうことの無意味を説いても伝わらないでしょう。

そこで、ブログ作者がとった行動は……途中で手持ちカードをそっくり交換し、あざやかに逆転勝利をしてみせたのです。

あきらめないで必死になってやれば、勝利のチャンスは出てくるし、たとえ負けたとしても何かを得られるもの。「それが伝わったかな」とブログ作者は書いていました。

子どもがあきらめないことの大切さに気づいたかどうかはわかりませんが、理屈ではなく、行動でものを教えようとしてくれる大人がいることに、私はたいへん感銘を受けたものです。

このブログ作者は、小学生が「どうせ」という言葉を使ったことに驚いていましたが、私は老若男女にかかわらず、最近この言葉を聞く機会が増えているような気がします。

「どうせ僕は〜だから」「どうせ言ってもわかってもらえないから」「どうせ成功しないから、やるだけムダ」……こんなセリフが巷にあふれていると感じるのは、決して私だけではないはずです。

「どうせ」という言葉を使うのは、期待して結果が出ずに傷つくより、はじめから期待をせず、傷つくのを回避したいという思いがあるからでしょう。

未来は不確実。そんな不確実なものに期待するのは馬鹿らしい。疲れるだけだ。

そう考える人が、増えているのではないでしょうか。

それはとりもなおさず、脳が不活性化している人の増加を意味しています。満足と期待は表裏一体。期待がなければ満足はありませんし、満足を感じる機会が多くなければ期待することも少なくなってしまいます。

「どうせ」と不確実な未来に期待することを封印してしまうと、脳はそこで思考停止してしまい、何かを行なおうという意欲も失われていきます。

すぐに「どうせ」という言葉を使う人は、大事なことに気づいていません。あるいは忘れてしまっています。

それは、世の中、不確実だから面白いということです。

比喩的に言っているわけではありません。じつは、**脳は不確実なことに対して、敏感に働く構造**になっているのです。

不確実なものを前にすると、脳の意識中枢にある神経回路が電気的に活性化します。その出力は視床下部の下垂体前葉細胞を刺激して、チロトロピンというホルモンを分泌します。

チロトロピンは期待のホルモンといわれ、チロトロピンの分泌により期待をかなえようと全知全能、全生命力が発揮される体勢となるのです。

不確実なことを前にすると、私たちはよく気をもみます。そのため不確実なことを避けたいと願いがちですが、別の見方をするなら、不確実なことは脳が活発に働く契機ともなるわけです。

この脳の働きをもう少し進めるには、「世の中、不確実だから面白い」と思うことです。すると、脳は不確実なものに対する不安よりも期待が高まり、活力が湧いていきます。そうなれば、「どうせ」などという言葉が出てくる余地はなく、不確実なものに取り組もうという意欲に駆り立てられるのです。

逆に言えば、将来が一〇〇パーセント確実だったら、脳は退化していくしかありません。確実に起こることばかりでは、脳が活発に働いて、さまざまなシミュレーションを行ない、可能性を見出す作業は必要なくなってしまいます。そうなれば、創意工夫もなく、知恵を絞る喜びもなくなるでしょう。

不確実なことがいかにワクワクさせてくれるかは、宝くじを買ったときのことを考えるとわかりやすいでしょう。

買った人の中から特等賞が出るのはわかっているが、誰に当たるかはまったくわかりません。自分が一億円に当たる可能性なんてごくわずかしかないにせよ、それでも期待感が湧いてきます。

「当たったら凄いな」という期待感が脳を働かせるから、「いつ買ったら当たりが出やすいか」「どこで買えば可能性が高いのか」などと考えるようになるのです。

これが、誰にでも当たるようなクジだったら、何の期待感もないでしょう。どこで買おうか、いつ買おうかなどとは考えず、脳は退屈したままです。

世の中、変わるから面白いと考えていれば、つねに期待感や夢を持つことができます。期待や夢をかなえるための力も出てきます。

もちろん、すぐにはかなわないことばかりであったとしても、期待を持ち、それを実現させるために努力し続ければ、少しずつ近づいていくことができるでしょう。その過程で小さな成功をいくつも体験すれば、満足感も積み上げられ、脳はさらに活性化していきます。

「どうせ」などといって、自分の可能性に限界線を引いてしまうより、よほど心はイキイキと輝き、楽しい毎日を過ごせるはずです。

## 「自分を上手に乗せる」秘訣

セミナーで「自分の欠点を考えつくだけ書いてください」と言うと、たいていの人は十個も二十個も自分の欠点を書き出すことができます。

ところが、「同じように、長所もあげてみてください」と言うと、数個あげただけで頭を抱えはじめます。

日本人の謙譲の美徳で、自分を見下して相手を立てるという側面があるにしても、人は長所より欠点のほうが気になるようです。

容姿の欠点からはじまって、不器用だ、人前で上手に話せない、計算が苦手だなど、自分が人より劣る点はじつにたくさん知っています。

さて、そこで問題になるのが、自分の成長をうながすためには長所を伸ばしたほうがいいのか、それとも短所を是正したほうがいいのかということです。

どちらも一長一短はありますが、脳の機能から考えると、**欠点を是正するよりも長所を伸ばすほうが脳は活性化しやすい**ということ。

欠点を気にするということは、自分に不満を持つということです。自分に対して気に入らない部分があり、それを必要以上に気にしていると、自分に自信がなくなっていきます。

自分に自信が持てないと、気持ちは重く、またつねに不快感を抱えることになるでしょう。何かを積極的に行なおうという気にもなかなかなれません。

これまで繰り返し述べてきたように、心を元気な状態に保つにはドーパミンを分泌すること、つまり満足を感じることが重要です。したがって、欠点にばかり目がいく状態というのは、ドーパミンの分泌を抑制し、満足感を遠ざけてしまうことになるのです。

そこで、はじめの設問に戻ります。

欠点と長所を書いてみてください。そう問われたときは、欠点よりも多くの長所を見つけ出す努力をすべきなのです。謙譲の美徳は大切ですが、それは他人に対して示せばいいことで、自分に対しては「いいところ」を思い切りほめてやるくらいでいいのです。

そもそも、多くの人は欠点を拡大解釈しすぎています。よく聞く欠点の典型は「対人関係が下手」というものです。

しかし、よく話を聞いてみると、仲のいい友人が数人いることも少なくありません。つまり、人と関係を築くのがまったくダメというわけではなく、「うまくいかない人間関係もある」ということです。人付き合いでの失敗をあらゆる人間関係に拡大解釈し、「自分は人間関係で失敗ばかりする」と思い込んでいるのです。

また、欠点は長所の裏返しである場合も少なくありません。

たとえば、「すべてにおいて作業が遅い」ことが欠点だと思っている人がいるとしましょう。自分の愚鈍さに嫌気がさしているようですが、考えようによっては、ゆっくりしかできないけれど、ミスをせず、確実にこなすことができると解釈することもできます。

つまり、「自分はのろい」と思うのではなく、「ゆっくりとしかできないが、その分、正確性は高い」と思えば、それは長所と捉えることができるのです。

遅いことを気にしてばかりいると、早くやろうとして気が焦り、ミスを誘発してしまいかねません。

しかし、正確性が持ち味だと考えれば、その正確性に磨きをかけようと思います。正確性に磨きをかけるトレーニングを積むと、次第にスピードも速くなっていくこともよくある話です。

重要なのは、**「自分はこれができない」と思うのではなく、「これならできる」と思うこと**です。

「できない、できない」と思っていると、脳はそのイメージを固定化しますが、「できる」と思えば脳はそれを強化して、もっとできるように働きかけてくれるのです。

# 5章

# 週末で簡単にできる「心のリセット法」

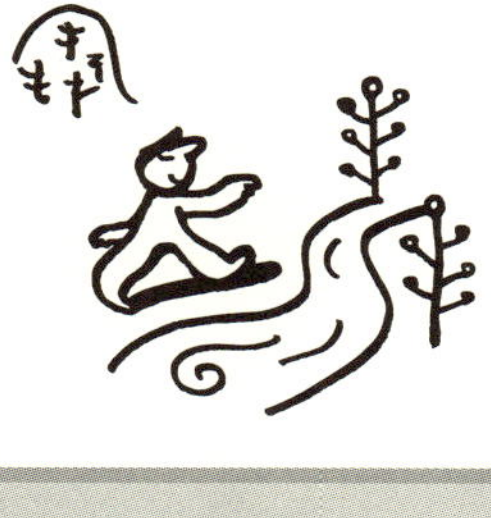

## 元気な人ほど「週末の過ごし方」がうまい

仕事ができる人ほど、上手に息抜きを行なっているものです。

仕事をするときはバリバリとこなし、休息をとるときはゆっくりと休む。そして気分転換をはかるときは、仕事のことは忘れて思い切りリラックスする……そんなメリハリのきいた生活が、疲労の蓄積を防ぎ、心と体をリフレッシュするようです。

サラリーマンの場合、休息や気分転換の機会は、週末の休日ということになるのが一般でしょう。ということは、週末をどう過ごすかが、翌週の活動のパワーを左右するということです。

上手にリフレッシュできれば、翌週は心身とも快調な状態で仕事に取り組むことができますが、うまくリフレッシュできないと疲労感を残しながら無理に心身に檄を飛ばさなければなりません。

気分転換やリフレッシュにあまり有効ではない週末の過ごし方は、ゴロゴロと一日怠惰に過ごすことでしょう。

何をするわけでもなく、一日寝転がってテレビを眺め、気がついたら日が暮れて一日が終わっていた……そんな休日は何となく一日損したようでもの悲しいものです。当然、満足感もありませんから、ドーパミンも分泌されず、心身のリフレッシュもはかれません。

私が気分転換をはかるときは、フラリと散歩に出たり、どこかへ出かけたり、日常生活と違う場所に行くようにしています。**日常とは違う風景、日常とは違う空気に触れることで、新鮮な気分に浸る**のです。

もちろん、気分転換の方法は人それぞれですが、重要なのは満足を感じること。趣味の世界に没頭するのもいいでしょう。友人と楽しくお酒を飲んで、日頃のストレスを忘れるのもけっこうです。

強い満足感を味わわせてくれるなら、それは立派な気分転換、リフレッシュになるのです。

## 趣味など「わざわざ苦労して探すものではない」

週末に趣味を楽しむのはいいことですが、それが〝義務〟のようになってしまうと逆効果です。

休日には、仕事を忘れるために何かをしなくてはならないと思い込み、何かをはじめたら、まるでノルマを課すように一生懸命になる人がいます。

ゲーム感覚で楽しんでいるうちはいいのですが、いつしか苦行のようになってしまうと、リフレッシュするより、さらに疲労をため込むことになってしまいます。

たとえば、ある人が週末の趣味としてマラソンをはじめました。当初は、メタボ解消のためにゆっくり楽しみながら走っていたのですが、走るからには目的を持つべきだと考え、ホノルルマラソンへの参加を決意しました。

ここまでは、まだいいのですが、問題はそれからです。

元来、負けず嫌いの彼は、できるかぎり上位に入賞したいと思い、自分にタイムを短縮する義務を課しました。マラソン走破時間を設定し、それを実現できるように、練習で徐々にタイムを縮めていこうとしたのです。

はじめのうちは順調にタイムを短縮していきましたが、ある程度縮まると、なかなか伸びていきません。スランプのような時期が続くうちに、次第にイライラもつのっていきました。

それでも、心身をリフレッシュするためにはじめたのだからと、走り続けましたが、タイムを縮めようと焦れば焦るほど疲労が蓄積し、逆にタイムが落ちていきました。仕事でもすぐに疲れを感じるようになり、精彩を欠いていったのです。

このようなケースに陥るのは、たいていまじめな人です。

リフレッシュするための趣味にノルマを持ち込んだり、課題を与えたりすることは、目的であるリフレッシュの効果を十分に得られません。緊張を強いられることが多くなるからです。

もちろん、競技としての趣味もありますが、それは心身のリフレッシュとは別物と考えるべきです。

リフレッシュを目的とした趣味は、満足感が得られることを前提としなくてはいけないのです。

**趣味がないなら、無理に趣味を持つ必要はありません。**苦行のように感じられるのに、何かしなくてはいけないという強迫観念から、無理やり続けてもまったく意味がないのです。

趣味で週末の疲労指数を高めるなんて、こんな馬鹿馬鹿しいことはないでしょう。無趣味でも、自分なりに楽しい週末を過ごせばいいのです。

## 「ボーッとする時間」の大切さ

週末にリフレッシュの時間を持つことが大切なのはわかっていても、誰もがそういう時間をつくれるわけではありません。

仕事が忙しく、週末も出社を余儀なくされたり、週明けからの仕事の準備に追われることもあります。

また、日頃ないがしろにしている家族にサービスをしなければならない場合もあると思います。このように、自分の時間を確保しにくい人でも、一日に一時間くらいは自由な時間をつくれるはずです。

ちょっとした合間のわずかな時間でもいいですから、ときには青空を眺めながらボーッとして過ごしてみてはいかがでしょうか。

**何も考えず、ただ青空を眺めるだけで、心も頭もスッキリします。**

ボーッと過ごす間は、脳をほとんど使いません。脳をほとんど使わない状態にすることで、疲れた脳を調整するのです。

脳は、日常の活動中、さまざまな情報を取り入れています。その情報は脳に蓄積されるわけですが、忙しく活動していると断片的な形であちこちに保存されてしまいます。そのため脳はごちゃごちゃした状態となって、記憶が思うように取り出せなかったり、集中しようとしてもなかなかできないという事態も起こってきます。

また、脳を休ませようとスイッチオフにして休日モードにしようとしても、仕事モードから切り替わらないこともあります。

そこで、わざとボーッとした時間をつくり、脳を使わない時間をつくるのです。すると、脳の中が自然に整理され、脳がリフレッシュされるのです。

それは、ちょうどパソコンのメンテナンスに似ています。パソコンに詳しい人ならおわかりでしょうが、買ったばかりのパソコンは起動も速く、ソフトウェアもサクサクと快調に動きます。

ところが、使い込んでいるうちに、だんだんと起動に時間がかかるようになり、ソフトウェアの動作も鈍くなっていくのです。

使い込んでいくうちにパソコンの動作が遅くなる原因のひとつは、さまざまなソフトウェアやファイルがたまることによって、パソコンの記憶装置内に連続した空き領域が少なくなるからです。

ですから、定期的にソフトを使って、ファイルを再配置する必要があります。つまり、バラバラに配置されていたものを、ひとつの場所に整理整頓するのです。これにより、空き領域が確保され、パソコンの動作は改善されることになります。

週末に一時間程度、ボーッとした時間を過ごすのも、パソコンの場合と同じです。脳の中でバラバラになった情報を、スッキリと整理整頓するのです。すると脳の処理速度も再び向上し、いざ仕事にかかろうというときも、パッと切り替えることができるわけです。

忙しい現代人は、なかなか空を見る機会もありません。ちょっと足を止めて、上を見上げてみてはいかがでしょうか。頭上に広がる青々とした空を見ているだけで、フワッと気持ちが軽くなり、体の緊張が解けていくのが実感できるはずです。その心地よさが、脳をメンテナンスしてくれるのです。

## 神社仏閣巡りが「心のリセット」に意外に効く！

ある大企業の経営者は型破りの果敢な経営で有名な人物ですが、彼の趣味は全国の寺社めぐりだと言います。

少しでも時間があくと、ひとりでひょいと列車や飛行機に飛び乗り、京都・奈良はもとより、九州・四国まで足を伸ばして、お寺や神社にお参りするのだそうです。

猪突猛進、疲れなどどこ吹く風といったイメージの人ですから、およそ神様・仏様に頼るようには見えず、話を聞いて驚く人が多いようです。私はその話を聞いて「なるほど彼のパワーの源泉はこういうところにあったのか」と感心しました。

もちろん、彼は神頼み・仏頼みのために寺社にお参りしているわけではありません。意識的か無意識かはわかりませんが、気分転換のためにはお参りがもっとも自分に合っていると感じているからでしょう。

実際、お寺や神社にお参りすることは、心身をリフレッシュするのに非常に高い効果があります。

宗教心のない人でも神社仏閣にお参りすると、なぜか敬虔な気持ちになるものです。特に由緒ある古刹を訪れると、その気持ちはいっそう強く感じられます。

樹齢何百年もの大木が並ぶ参道を歩き、本殿に安置されるご本尊を拝むと、ふだんは神様・仏様などまったく意識していない人でも素直に手を合わせてお祈りしたくなるものです。そんなとき、心がフワッと軽くなるのを感じる人もいるでしょう。お祈りをしているときは、知らずしらずのうちに雑念を追い払い、頭の中が「無」の状態、すなわちアルファ波が満ちる状態になります。

同時に、深い満足感とともにドーパミンも分泌され、細胞内の疲労物質が排出されて、心身ともにリフレッシュされるというわけです。

このように、**神社仏閣へのお参りは高いリフレッシュ効果を得られる**のです。

ここで、お祈りをする際のアドバイスを一つしておきます。それは、強く感謝の気持ちを持ってお祈りをするということです。

多くの方は、神様や仏様にお参りするときには、何か願い事をすることと思います。「〇〇大学に合格させてください」といった合格祈願や、「どうかいい人に巡り会わせてください」といった縁結び祈願、「家族が一年無事でありますように」という無病息災祈願、はたまた「お金持ちにしてください」などというような経済的な御利益をお願いする人までいます。

神社仏閣のほうも、さまざまな御利益をうたって参拝者を集めていますから、こうした現世御利益を求めるのは間違いというわけではありません。

しかし、本来お参りとは「合格ありがとうございました」「何事もなく一年過ごさせていただき、ありがとうございました」というように、神様・仏様に感謝の気持ちを示すものです。

お願い事をするお祈りと、感謝の気持ちを示すお祈りでは、どちらがリフレッシュ効果が大きいでしょうか？　言うまでもなく、感謝の気持ちを示すお祈りです。感謝の気持ちを示すときには、深い満足感をともなうからです。

神様・仏様にかぎらず、お祈りは信仰心の根幹をなすものです。私が思うに、その本質は、信じる神に感謝を捧げ、深い満足を感じて心の平穏を得ることにあるのではないでしょうか。

そうであるなら、特定の宗教の信者でなくとも、神様や仏様にお祈りするのはムダなことではありません。

祈りとは自分の心への対話であると考えれば、自らの心の中にある神様や仏様に手を合わせて感謝の気持ちを示すだけでも、十分に心身をリフレッシュし、穏やかな気持ちになることはできるのです。

## たとえば、週末はどっぷりと「仏教」につかってみる

神社仏閣へのお参りで心身のリフレッシュを実感できる人には、一度坐禅を組んでみることをおすすめします。

多くの禅寺で、体験坐禅のコースを行なっていますから、それに参加してみるのが一番手軽でしょう。

なぜ、坐禅をおすすめするのかといいますと、坐禅の瞑想状態が、脳をリラックスさせ、アルファ波が極めて多く出るからです。

一九六〇年代後半、アルファ波は世界的な注目を集めました。そのきっかけとなったのが、じつは禅宗の高僧の脳波でした。

禅宗の高僧が坐禅を組んで瞑想状態にはいったときの脳波を計測したところ、アルファ波が極めて多くなることがわかりました。

そこで、アルファ波がリラックスと集中の脳波として重要視され、アルファ波ブームが起こったのです。

坐禅を経験したことがある方ならおわかりだと思いますが、足を組んで瞑想状態に入ると、無の境地をかいま見ることができます。

もちろん、禅宗の高僧が体現する瞑想状態にはほど遠いでしょうが、それでも坐禅を組んで心静かにしていると、宇宙をさまよっているような無心の状態を感じます。このときアルファ波があふれ、脳はリラックスと集中を同時に実現するのです。

そして坐禅を終えると気分がさっぱりとして、すがすがしい気持ちになります。人によっては、それまで抱えていた不安や悩みが消え、心がすっかり軽くなることもあります。

こうして気持ちをリフレッシュすると、新たな自分になったような気がして、また次の日から頑張ろうという意欲も湧いてくるのです。

坐禅を組みに禅寺に出かけるヒマがない人は、写経もおすすめです。プロのスポーツ選手でも、精神的に不安定な状態になったとき、写経をして気持ちを落ち着けるという人がけっこういます。

また、原因不明の偏頭痛に悩まされていた人が、写経をするようになってから、まったく頭痛に悩まされなくなったという例もあります。

写経がアルファ波を導き、無意識下のストレスから解放されることによって、体調が改善されたのでしょう。

写経をしているとき、強いアルファ波が出ることは、私も実験で確認しています。一心不乱に経文を書き写すという行為が、脳にリラックスと集中をもたらすのです。

しかし、ただ経文を書き写せば、アルファ波が出てリフレッシュ効果が得られるというわけではありません。写経の効果を高めるには、それなりの準備と心構えが必要です。

まず、写経はやはり毛筆で行なうほうがいいでしょう。簡単なものとしてサインペンやボールペンによる写経も行なわれていますが、あまりにも便宜的すぎて厳粛な気持ちが薄くなり、それだけ脳に対する効果も弱くなります。

写経をするときは、「尊い経文を書き写すのだ」という気持ちで、硯の墨をすり、毛筆で書く――こうした段階を踏むことによって、アルファ波効果をもっとも強く受けることができるのです。

## 草木から出る「アルファ波を吸収する」法

最近は、登山に出かける人の数がとても増えていると聞きます。

私は登山をしたことはないので、山に登る人たちがどういう思いで山に登るのかはわかりません。ですが、ピクニックに出かけて木立の中を歩いていると、とてもいい気持ちになることは実感できます。

頭上を覆う木々からさしてくる木漏れ日、一陣のさわやかな風、鼻孔をくすぐる緑の匂い、そして見晴台からのぞむ見事な絶景――そうした自然を味わいながら、心がリラックスしていくのを実感し、来てよかったなと満足感に満たされます。すると不思議なもので、それまでずっと胸の奥に澱んでいた悩みがどうでもいいことのように思え、爽快な気分を味わえたり、考えても考えても妙案が浮かばなかったのが、パッとアイデアがひらめいたことも、一度や二度のことではありません。

前に、ひらめきは散歩をしているときなどに思いつきやすいと述べましたが、それも杉並木の道や緑の多い公園の中など、自然がある場所を散歩しているときのほうが、いいアイデアが出てきやすいように感じます。

なぜ、自然のある場所で、人はリラックスしたり、ひらめきを得たりしやすいのでしょうか。それは、自然界が持つ「f分の一ゆらぎ」というやすらぎのリズムと、人間の脳が同調するからだろうと考えられています。

光にしても、音にしても、自然界にあるものはつねにゆれ動いています。その変化は非常に複雑ですが、専門的な研究によって一定の法則性を持っていることがわかりました。それが「f分の一ゆらぎ」です。

小川のせせらぎや肌をなでるそよ風の刺激、星のまたたきなど、「f分の一ゆらぎ」を持つものは、人の心をなごませ、ゆったりとした気分にさせてくれます。

そして興味深いことに、複雑に変化する脳波の中で、アルファ波だけが「f分の一ゆらぎ」の変化に合致することがわかってきたのです。

つまり、**自然の中に身を置いて「f分の一ゆらぎ」に触れていると、脳の中もアルファ波で満たされ、心が落ち着き、リラックスしやすい**ということです。ドーパミンも分泌されますから、もちろん疲労も解消されます。

この効果を心身のリフレッシュに利用しない手はありません。週末には、できるだけ自然の多い環境の中に身を置くのです。

遠出するのが困難ならば、ちょっとした林や原っぱがある近所の公園でもいいでしょう。そのような緑がたくさんある場所で、のんびりくつろいだ時間を過ごせば、心身のバランスが回復し、気力が充実してくるはずです。

## 「体」だけでなく「心」も洗う――入浴効果を高める習慣

手軽なリフレッシュの方法を問われたとき、多くの人が「入浴」と答えるに違いありません。それくらい入浴は、疲労回復、リラックスの代名詞として語られているということです。

実際、日本人はお風呂が大好きな民族です。昔から温泉は日本人の憩いの場でしたし、最近は大浴場を備えたスーパー銭湯も大盛況です。

これほどみなに愛され、疲労回復やリラックスに効果があると認知されているお風呂ですが、じつは疲労回復に絶対的な効果があると科学的に証明されているわけではないと申し上げたら驚かれるでしょうか。

しかし、これは事実なのです。

では、入浴に疲労回復効果がないのかと言われれば、そんなことはありません。

ただし、前提条件があります。

**入浴効果を大きくあげたいなら、「入浴すれば疲れが取れる」と思うことが大切です。**入浴が疲労を取り去る効果を発揮すると思っているなら、実際に入浴で疲れは解消されるのです。

このことについては、興味深い実験があります。岡山県倉敷市にある柴田病院の伊丹仁朗先生の研究で、健康な人を二つのグループに分け、それぞれサウナに入ってもらうという実験です。

一つのグループは、サウナが好きで、よく利用する人たち。もう一つのグループは、サウナが嫌いな人たちです。彼らがサウナから出た後、血液を採取し、血液中のＮＫ（ナチュラルキラー）細胞の活性度を調べました。

その結果、二つのグループには大きな差異が見られました。ＮＫ細胞は、活性度が高いほどガンになりにくいとされていますが、入浴後にその活性度を調べると、サウナ好きのグループでは高く、サウナが嫌いなグループでは低かったのです。

サウナ好きの人たちの場合、サウナに入る前よりも出た後のほうが、ＮＫ細胞の活性度は三〜四割アップしていました。サウナに入っている時間は、せいぜい五〜一〇分ですが、そのわずかの間にＮＫ細胞の活性度がグンと上昇したのです。

彼らは、サウナが体によいものと思い込んでいます。そのため、サウナ室に入り、熱気による刺激を受けると、「いい気持ちだ」「ああ、これで疲れが取れる」と自然に思うわけです。

満足感に浸っているため、脳からはドーパミンがどんどん分泌され、実際に疲れが取れます。それが、ＮＫ細胞の活性化につながっていると考えられます。

一方、サウナが嫌いな人たちにとっては、サウナ室に入るのは苦痛をともなう行為です。彼らにすれば、サウナ室は九〇度もある高温の中で、じっとしていることが不快でたまりません。

ですから、サウナが嫌いな人にとっては、サウナに入ることはむしろＮＫ細胞の活性化を妨げることになります。

つまるところ、サウナが健康にいいかどうかは、入る人の気持ち次第。サウナが好きな人には健康にいいけれど、サウナ嫌いの人にとってはマイナスでしかないことがわかったのです。

これまでも述べてきたように、脳というものは、非常に思い込みが強い器官です。ひとたび思い込めば、その思いを実現する方向に働きます。

「お風呂はリラックスできるし、健康にいい」と思い込めば、脳は満足してドーパミンを分泌しますから、実際に疲労回復効果が見込まれるのです。

ですから、お風呂好きな人は、たっぷりと入浴を楽しむことです。そして入浴後は、「ああ、いい湯だった」と満足感に浸れば、疲れが芯から取れていくに違いありません。

## 疲れをときほぐす酒、疲れをためる酒

入浴と並んで、ストレス解消、リラックスの代名詞としてあげられるのが、お酒ではないでしょうか。

サラリーマンであれば、仕事の延長線上でお酒を飲む機会も多いでしょうし、休日を控えた週末は、気のおけない仲間と集ってお酒を酌み交わすこともあると思います。

仲間とおしゃべりをしながら楽しく飲むのなら、ストレスの発散にもなりますし、リラックス効果も期待できます。

ただし、飲み過ぎないことが大前提です。アジア人は概して欧米人より肝臓のアルコール分解能力が弱く、飲み過ぎによる弊害が大きいと言えます。ですから、飲み過ぎない程度に、ほどほどに楽しくお酒を飲むのなら、大きな満足感を得ることができて、心身の疲れが抜け、明日への活力となるでしょう。

問題なのは、グチの多い酒です。上司や部下との人間関係、仕事上のトラブル、自分に対する評価……たしかにサラリーマンにはストレスが多いと思います。グチの一つも言って、心をスッキリさせたい気持ちはわからないでもありません。

しかし、**グチや悪口を肴にお酒を飲むのは、疲労回復やストレス解消の面から逆効果**になってしまうのです。

なぜなら、不満をいくら吐露しても、その不満の原因が解消されるわけではなく、むしろ気持ちが満たされていないことを強く意識づけてしまうからです。

不満が疲労の大きな原因になることはすでにお話ししましたが、お酒の席で不満を爆発させ、上司や会社の悪口を言うとかえって不満を増幅させる結果になることが多いようです。

どうにもならない状況と、どうにもできない自分のふがいなさがはっきりしてしまい、ますますやり場のない鬱憤がたまってしまうのです。

また、他人の不満を聞かされるほうもたまったものではありません。せっかくの酒の席が台無しです。

いずれにしても、グチ酒、悪口酒はいい影響を与えることはありません。それよりも、日頃の鬱憤は忘れて楽しく飲むほうがよほど明日への英気を養えるというものです。

多少羽目をはずして馬鹿なことをしても、おおいに笑い、おおいに語らい、また飲みたいなと思える酒席を心がけてはいかがでしょうか。

# 「月曜の朝を最高の気分で迎える」秘訣

どれほど週末の休息を有効利用しようと考えていても、そうそう毎回思い通りのリフレッシュタイムを過ごせるわけではありません。

ときには、何もする気が起きず、夕方まで無為な時間を過ごしてしまうこともあるでしょう。また、出かける計画を立てたのに、あいにくの大雨でどこへも行けないということもあるかもしれません。

そんなときは、貴重な時間をムダにしたという思いが募り、明日への英気を養うどころか、疲労感が増幅してしまうことにもなりかねません。

しかし、あまり心配する必要はありません。こういうときは、「ダラダラと時間をムダにしてしまった」と思うのではなく、「今日はゆっくりと過ごすことができた。これはこれでよかった」と思うことです。

よく引き合いに出される心理効果で、コップ半分の水を「もう半分しかない」と思うか、「まだ半分もある」と思うかという違いと同じことです。

何もしないで過ごした週末を「ムダに過ごした」と思うか、「のんびりと過ごした」と思うか。どちらのほうが満足感を得られるかは、言うまでもありません。

**どんな過ごし方をしても、その日一日に感謝する。**雨が降ってピクニックの計画が流れたなら、「神様が休めと言っているんだ。ありがとうございます」と感謝し、熱っぽくて一日中寝ていたら、「平日じゃなくてよかった。これなら月曜には元気に出社できるぞ」と起こった状況を肯定的にとらえる——それが、週末を素晴らしい日にするコツです。

月曜日の朝、起きてみると、体がけだるく感じる。これが「ブルーマンデー」の典型的な症状です。月曜日の朝を迎えると憂鬱な気分になってしまう最大の原因は、休日に不満を持って過ごしてしまったことにあります。

どんな週末であっても、「いい週末だった」と心から思うこと。週のスタートから元気一杯で仕事に取り組むためには、そういう思い込みも必要なのです。

## 幸福の青い鳥は「いつもあなたの目の前にいる」

私たちの体は、極めて簡単な仕組みでできています。しかし、その簡単な仕組みも、いくつかの要因が重なると、非常に複雑な現象を引き起こすことがあります。その端的な例が、「疲れが取れない」という現象だと思います。

本書では神経ホルモンのドーパミンを主役にしましたが、そのほかに「興奮をうながす」ノルアドレナリン、「ほどほどに」と抑制するセロトニンがあります。これらは「心の三原色」とも言われるように、どれも大切です。

神経ホルモンは、特に意識しなくても自律機能で自動的にバランスを保ってくれていますが、日常生活で満足感がたりないとドーパミンが欠乏し、疲労や鬱《うつ》につながるのです。だから、ドーパミンにスポットを当てたのです。

私たちの脳は、生物進化の宿命として、より満足を求めて生きるようにできています。ですから満足を感じないと、脳の中に歪みが生じてストレスとなります。その結果、外に満足を求めようとしてしまうのです。

メーテルリンクの「幸福の青い鳥」を探してみても、真の満足は得られません。真の満足とは、私たちにとても身近なところにあるのです。

経済の豊かさや社会的なステータスも大切ですが、一日一日を満足感で締めくくり、その延長線上に仕事の成功や目標達成、願望成就があると思います。

本書で紹介したメンタルトレーニング（思い方の練習）の結果として、寝るとき、起きたとき、三度の食事、そして日々の仕事で満足感に満たされれば、人生の成功は間違いないと思います。

本書は、本文庫のために書き下ろされたものです。

志賀一雅（しが・かずまさ）
一九三七年東京生まれ。電気通信大学卒業。脳力開発研究所所長。工学博士。「アルファ波」研究の第一人者。大学卒業後、松下電器産業（現パナソニック株式会社）に入社し、東京大学物性研究所で半導体物性の研究に従事。一九七六年から松下技研主任研究員と東京大学工学部計数工学科研究員を兼務し、「脳波」の研究を開始。アルファ波の「驚異の力」を解明する。独立後、アルファ波の力を仕事や勉強に活かす方法を指導するため、企業研修を実施。多くのビジネスマンの能力開発に携わってきた。
著書に、ベストセラーとなった『集中力を高めるアルファ脳波術』（ごま書房）をはじめ、『笑顔で成果を出す7つのスイッチ』（サンマーク出版）など多数がある。

知的生きかた文庫

「全身《ぜんしん》の疲《つか》れ」がスッキリ取《と》れる本《ほん》

著者　志賀《しが》一雅《かずまさ》
発行者　押鐘太陽
発行所　株式会社三笠書房
郵便番号一〇二-〇〇七二
東京都千代田区飯田橋三-三-一
電話〇三-五二二六-五七三四〈営業部〉
〇三-五二二六-五七三一〈編集部〉
http://www.mikasashobo.co.jp
印刷　誠宏印刷
製本　若林製本工場

ISBN978-4-8379-7802-2 C0177
落丁・乱丁本は当社にてお取替えいたします。
定価・発行日はカバーに表示してあります。

## 3時間熟睡法

大石健一

朝起きても熟睡感がない、朝早く目覚めてしまう、夜中に何度も目が覚める、寝つきが悪い、起きたい時刻に起きられない……こんな悩みは「3時間熟睡法」ですべて解決！

## 「朝がつらい」がなくなる本

梶村尚史

ぐっすり眠って疲れを取るには？　すがすがしい気分で目覚めるには？　本書では、10の睡眠タイプ別に、「寝つきがよくなる、快適に目覚める＝朝に強くなる」方法を大公開！

## 危ない食品たべてませんか

増尾　清

気になる食品添加物・ＢＳＥ・農薬……体への影響は？　安全な選び方、除毒法は？　食品問題研究の第一人者が、すべてお答えします！

## 1日1回 体を「温める」ともっと健康になる！

石原結實

体温が1度下がると、免疫力は30％落ちる！　この1日1回の「効果的な体の温め方」で、内臓も元気に、気になる症状や病気も治って、もっと健康になれる！

## なぜ「粗食」が体にいいのか

帯津良一
幕内秀夫

なぜサラダは体に悪い？――野菜でなくドレッシングを食べているからです。おいしい＋簡単な「粗食」が、あなたを確実に健康にします！

C50087